AF385428

Professeur Alfred FOURNIER

Membre de l'Académie de Médecine

Pour en guérir

PARIS

LIBRAIRIE CH. DELAGRAVE

15, RUE SOUFFLOT, 15

Pour en guérir

PAR

Le Professeur Alfred FOURNIER

MEMBRE DE L'ACADÉMIE DE MÉDECINE

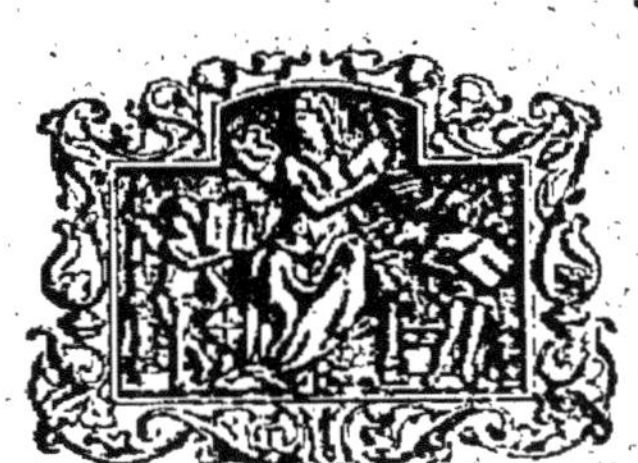

PARIS

LIBRAIRIE CH. DELAGRAVE

15, RUE SOUFFLOT, 15

—

1907

POUR EN GUÉRIR

L'accueil si favorable qu'un public indulgent a bien voulu accorder à mon opuscule EN GUÉRIT-ON? m'impose un devoir. Ce devoir, c'est de donner audit opuscule la suite qu'il appelle. De divers côtés, en effet, on m'a fait l'honneur de me dire, voire de m'écrire : « Puisque, d'après vous, on en guérit, apprenez-nous donc comment, d'après vous, il faut s'y prendre pour en guérir. » Je vais m'efforcer de satisfaire à cette demande.

Le petit livre qu'on va lire n'a pas la prétention d'être un traité médical sur la matière; ses dimensions exiguës ne le lui permettraient pas. Ce ne sera pas non plus — encore bien moins — un formulaire, un recueil de « recettes » à l'usage du malade désireux de se traiter sans médecin. Il sera seulement ce qu'il peut être, ce qu'il a seulement l'ambition d'être, à savoir une sorte de memento relatif aux grandes règles d'hygiène et de thérapeutique qui sont le plus capables de sauvegarder les malades contre les redoutables éventualités du TERTIARISME et de la PARASYPHILIS.

Très simplement cet opuscule est œuvre de vulgarisation. Il s'adresse donc, non pas aux médecins pour lesquels j'ai écrit ailleurs tout ce que je sais sur la matière, mais aux gens du monde, aux malades spécialement qui y trouveront, je l'espère, quelques utiles conseils. J'y parlerai donc moins la langue médicale que la langue courante.

Bien qu'ainsi restreint, le sujet reste encore considérable et les pages me sont comptées; aussi bien, sans autre préambule, entrerai-je de suite en plein cœur du sujet.

PREMIÈRE PARTIE

*
* *

Pour *en* guérir, il faut trois choses, à savoir :

1° Une bonne santé ;
2° Une bonne hygiène ;
3° Un bon traitement.

*
* *

1° « Une bonne santé ».

Ricord répétait souvent ceci : « Si vous avez la vérole et l'ambition de vous en débarrasser, *commencez avant tout par vous bien porter*. Car elle n'aime pas les faibles, les valétudinaires, les infirmes, les cacochymes, les étiolés, les surmenés. Voyez comme elle traite les vieillards à bout de forces (1),

(1) La vieillesse constitue par elle seule un facteur de gravité pour la syphilis. Il est d'observation, en effet, que les syphilis contractées vers la soixantaine et au delà sont généralement de *mauvaises syphilis*, fécondes en acci-

ou les enfants qui naissent sans résistance vitale. Voyez comme elle malmène les scrofuleux, les alcooliques, les impaludiques, les « tarés », et généralement tous ceux qui se présentent à elle dans un état de misère physiologique soit native, soit acquise, etc. » (1)

dents et en accidents sérieux, voire parfois des syphilis malignes et mortelles même. On les a vues se traduire par une sorte de collapsus général, de prostration, d'adynamie, je dirai presque de *sidération* de tout l'être, analogue à la sidération des états pernicieux et susceptible d'aboutir rapidement à une terminaison fatale. Plusieurs fois on a cité des observations de vieillards mourant de la syphilis et du seul fait de la syphilis dans la première année de l'infection, par exemple à neuf mois, à huit mois, à cinq mois au delà du chancre. — De là le proverbe : *la syphilis n'aime pas les vieux.*

Et rien d'étonnant à cela ; car la vieillesse n'est-elle pas d'essence une déchéance physiologique ?

Il est toutefois des cas où des syphilis séniles évoluent sans gravité particulière. C'est qu'en effet il y a vieillard et vieillard ; il est des vieillards *jeunes*, qui positivement n'ont pas leur âge et qui échappent au faix des ans.

(1) Il est de notion commune que des conditions multiples et diverses constituent pour la syphilis autant d'influences nocives qui en multiplient, en exacerbent les symptômes et, naturellement, en exagèrent les conséquences pronostiques. C'est à de telles influences qu'on donne, en langage technique, le nom de *facteurs de gravité* de la maladie.

Au nombre de ces facteurs de gravité figurent en première ligne (à ne citer que les principaux types) : les conditions d'âge (vieillesse et tout jeune âge) ; — les conditions de santé native, de tempérament, de constitution ; — les prédispositions héréditaires ou acquises ; — les influences

Rien de plus vrai. Conséquemment, le premier souci d'un syphilitique doit être d'entretenir la santé que le ciel lui a dévolue, si elle est satisfaisante, comme, au cas contraire, de la raffermir, de la corroborer, de la reconstituer.

**

2° « Une bonne hygiène ».

Ici doit trouver place une grande vérité, une vérité d'intérêt capital, sur laquelle

dépressives de tout ordre; — la scrofulo-tuberculose; — l'alcoolisme; — l'impaludisme, etc., etc.

C'est ainsi, pour prendre un exemple entre ces diverses influences, toutes plus ou moins nocives, que l'alcoolisme confère bien certainement à la syphilis un pronostic particulièrement sévère, grave, voire pernicieux, et cela de façons diverses, à savoir : en exagérant, en intensifiant les manifestations cutanées à la fois comme confluence et modalité éruptive; — en dirigeant, en aiguillant l'action de la syphilis vers les centres nerveux; — en réalisant ces mauvaises formes de syphilis qui s'en prennent à la santé générale et qu'on a baptisées des noms de syphilis asthéniques, dépressives, consomptives, etc.; — en réalisant des types prématurément tertiaires; — en réalisant la pire des pires syphilis, celle qui est dite « à jet continu », c'est-à-dire à poussées multiples, incessantes, avec lesquelles on n'a jamais fini, etc., etc.

Je ne puis qu'indiquer ici d'un mot ce très important sujet, renvoyant à mon *Traité de la syphilis* (T. I, p. 821) le lecteur curieux d'un véritable exposé de la question.

j'appellerai toute l'attention du lecteur. Cette vérité, c'est que la syphilis n'est responsable que pour une part des méfaits qu'elle inflige à ses victimes, l'autre part incombant comme responsabilité *aux malades*, oui, aux malades qui, par leurs infractions, leurs offenses à l'hygiène, appellent, provoquent, déterminent, entretiennent des explosions de la diathèse, lesquelles ne se seraient pas produites en l'absence de telles incitations. En autres termes, *les syphilitiques sont coupables d'une bonne partie des accidents qui les frappent*, et cela, s'il m'est permis d'ainsi parler, parce qu'ils *forcent la main* à la maladie pour les produire.

Navrant exemple du genre. Il est dans la parasyphilis un accident redoutable entre tous, plus redoutable même que le tabès et la paralysie générale en ce que non seulement il coûte la vie aux malades, mais en ce qu'il leur impose comme prélude à la mort le plus cruel et le plus odieux des supplices. Cet accident, c'est le CANCER LINGUAL, très usuellement précédé par la leucoplasie buccale. Or, nul doute que ce cancer ne soit un dérivé de la syphilis; cela n'est plus contestable aujourd'hui. Mais quels sujets affecte-t-il dans la syphilis? Ecoutez bien ceci : Presque exclusivement (112 fois sur 115, d'après une statistique très précise sur ce point) les syphilitiques *fumeurs* et surtout *grands fumeurs*. Aussi est-il relativement très rare chez la femme qui, généralement, ne fume pas ou qui, lorsqu'elle fume, s'en tient presque toujours à des doses légères de tabac, sans tomber dans ces excès énormes, extraordinaires, qui sont si communs chez l'homme. Depuis quatre ans, j'ai vu, rien que dans ma clientèle de ville, 17 malades être emportés par le cancer lingual, affection que très certainement ils devaient à la syphilis comme origine première, mais que, suivant toute vraisemblance, la syphilis n'eût pas produite si elle n'y avait été incitée par le tabac. Sans le tabac ces 17 malades, très probablement seraient encore en vie.

Au reste, laissez-moi ajouter ceci : C'est d'un bout à l'autre de la diathèse que le tabac exerce sur elle son action nocive. Ainsi, dans l'étape secondaire, il constitue pour la plaque muqueuse buccale non seulement une cause d'appel, mais une cause d'entretien, de rappel, de pullulations et de repullulations incessantes. Plus tard, il entre sans conteste pour une bonne part dans l'étiologie des syphilides ulcéreuses et des syphilomes tertiaires de la bouche, des scléroses linguales, des glossites gommeuses. C'est lui aussi qui, plus tard encore, devient un évocateur par excellence des syphilides secondaires tardives, j'entends de celles qui, sous forme secondaire, sévissent sur la bouche en pleine période tertiaire et qui deviennent de la sorte si particulièrement dangereuses pour la contagion (1). Bref, à toute échéance, le tabac

(1) Insistons sur ce fait au passage, car il est de toute importance pour la pratique.

Dans un livre récent (*Syphilis secondaire tardive*, Rueff, 1906) j'ai accusé, comme aujourd'hui encore j'accuse formellement le tabac d'être le facteur responsable de ces singulières contagions buccales qui se produisent *à long terme* après la période secondaire et cela *par le fait de syphilides secondaires* que l'irritation tabagique entretient dans la bouche, voire perpétue, éternise, et qui bien certainement, sans cette stimulation spéciale, ne se produiraient pas à échéance aussi tardive.

Oui, il n'est que trop certain que de telles syphilides peuvent encore entrer en scène et semer la contagion longtemps après la période secondaire, à savoir en pleine période tertiaire chronologiquement, alors par exemple que la syphilis compte six, huit, dix ans d'âge et même plus. Ainsi j'ai relaté deux cas bien authentiques où des syphilides secondaires ont été rappelées dans la bouche par abus du tabac à la dix-septième et la dix-huitième année de la syphilis et sont devenues de la sorte l'origine indéniable de contaminations syphilitiques.

Comme exemple, l'une de ces observations mérite d'être rappelée. En voici le résumé :

est un véritable *malfaiteur* pour la bouche. Qu'on juge donc de quelle utilité peut être l'hygiène en proscrivant un agent aussi actif et aussi pernicieux. Car elle fait mieux que guérir en l'espèce, puisqu'elle prévient. Aussi depuis longtemps ai-je répété ceci : que le plus grand service qu'on puisse rendre à un syphilitique après lui avoir donné du mercure, c'est de l'empêcher de fumer.

Ce que je viens de dire du tabac, je pourrais le répéter à propos de l'*alcool*, qui, lui

Un de mes clients était affecté de syphilis depuis dix-sept ans. En sa qualité de fumeur intrépide, il était éminemment sujet à des irritations buccales et à des décharges de syphilides qui se portaient surtout sur la langue, syphilides de modalité bénigne, mais à pullulations et repullulations incessantes. Vingt fois, si ce n'est quarante, je l'avais averti du danger que de tels accidents faisaient courir à sa femme : « Vous verrez, lui disais-je, que cela finira mal un jour ou l'autre; de par les accidents que vous portez presque constamment à la bouche, vous inoculerez la syphilis à votre femme. » Et, en effet, cela finit mal et précisément de la façon que j'avais annoncée. Car, trois à quatre semaines après une poussée linguale de même ordre que j'avais dûment constatée, il m'amenait sa femme pour une érosion minime qu'elle portait à la lèvre supérieure depuis quelques jours. Or, cette érosion n'était que le début d'un chancre syphilitique, qui devint l'origine d'une syphilis des plus classiques. — J'ajouterai que la femme de mon client, que je connaissais de vieille date, était une de ces femmes « de foyer », une de ces saintes mères de famille que ne pouvait effleurer le soupçon.

aussi, exagère, multiplie, intensifie les méfaits de la syphilis, et qui de l'aveu commun,
constitue à divers égards un puissant *facteur
de gravité* pour la maladie.

J'aurais à dire même chose encore relativement à tous les excès, à tous les abus que
l'homme fait de son être, à tous les *surmenages* en un mot. Et ils sont nombreux les-
dits surmenages : surmenage corporel de
travail, de fatigue; — surmenage intellectuel ou cérébral; — surmenage vénérien; —
surmenage de plaisirs; — surmenage mondain, par irrégularité chronique d'habitudes,
par agitation, turbulence continue de la
vie, etc. Mais j'ai déjà parlé de tout cela dans
ma brochure *En guérit-on?* et j'en épargnerai
la répétition au lecteur.

Au total et d'un mot, des dangers multiples s'ajoutent souvent, très souvent, aux
dangers propres de la syphilis, en dérivant
de stimulations, d'incitations organiques susceptibles de provoquer, de déterminer des
décharges de la diathèse vers un système
quelconque. Et ces dangers, encore une fois,
la syphilis n'en est qu'indirectement coupable; la responsabilité vraie en incombe
aux malades.

Par trois exemples typiques, plus éloquents que toute assertion, je vais tenter de bien établir en vos esprits cette grande et essentielle vérité. Écoutez bien ceci :

I. — Un tout jeune homme de mes clients, syphilitique de fraîche date, mais de bonne santé habituelle et indemne de toute tare héréditaire ou personnelle, fut pris d'une myélite syphilitique quelques jours après une course folle en bicyclette de Paris à Amiens et d'Amiens à Paris. Bien que traitée d'une façon énergique, cette paraplégie devint immédiatement grave et aboutit rapidement à la mort.

II. — Un lycéen contracte à seize ans la syphilis d'une de ces femmes dont la spécialité est de rôder autour des collèges aux heures de sortie des classes, à la chasse d'une proie juvénile. Deux ans plus tard, il fait de grands excès de travail en vue d'une préparation hâtive aux examens de l'École polytechnique. Quelques jours avant l'ouverture de ces examens, il est pris d'un ictus hémiplégique que, seule, peut expliquer la syphilis aidée d'un surmenage cérébral excessif. On le traite et il guérit. Or, l'année suivante, exactement à la même époque, nouveau surmenage cérébral, nouveau « coup de collier » à l'approche des mêmes examens, et alors seconde hémiplégie qui, elle, résiste à tout traitement.

III. — Un de nos plus éminents collègues contracte la syphilis professionnellement. C'était non seulement un grand travailleur, un chercheur, un studieux par excellence, mais c'était aussi un de ces hommes à cerveau toujours occupé, tendu, assidûment en état d'effort, d'enfantement. « Vous verrez, m'a-t-il dit bien des fois, que ma syphilis se portera quelque jour sur mon cerveau et que c'est par le cerveau qu'elle finira. » Et de point en point, quelques années plus tard, sa prophétie se réalisa.

C'est pour parer aux dangers de ce genre qu'on prescrira aux syphilitiques une hygiène, d'ailleurs très simple, pouvant se résumer en ces deux mots : *pas d'excès*, pas d'excès en aucun genre.

Donc, au détail :

Vie calme, tranquille, exempte d'irrégularités, d'agitations, de troubles, d'émotions;

Régime simple, régime « bourgeois » ou « de famille ». — Régularité des repas. — Éviter les grands repas, les excès de table, les excès de viande notamment, si communs dans la classe aisée. — Proscription absolue de l'alcool, mais non du vin qui, à dose modérée, ne saurait nuire.

Exercice suffisant et au grand air. — Au besoin, sports divers : gymnastique, escrime, cyclisme, équitation. — Mais ne jamais aller jusqu'à la fatigue.

Temps suffisant accordé au sommeil (8 heures). — Pas de veilles.

Soins du corps; propreté minutieuse. —

Ablutions, bains, douches, hydrothérapie.

Soins spéciaux de la bouche. — Surveillance de la dentition.

Grands avantages, si possible, de distractions et de cures de repos, au grand air, interposées aux périodes de travail.

Et tous autres éléments d'hygiène commune, inutiles à énumérer ici.

Enfin, ne pas oublier l'*hygiène morale*. Car certains malades (et ils ne sont pas rares) sont affectés *moralement* par la syphilis d'une façon vraiment sérieuse. Il en est même qu'elle afflige, qu'elle désole, qu'elle désespère, qu'elle accable littéralement, et qui de son fait tombent dans une véritable neurasthénie, sans parler de quelques autres (exceptionnels, ceux-ci) qui vont jusqu'à l'hypochondrie, le spleen, voire le suicide. Le médecin n'oubliera pas que vis-à-vis de tels malades il a un rôle spécial à remplir, rôle plus efficace et vivifiant que tous les remèdes du monde, celui de consolateur, d'autant qu'il peut le remplir bien simplement avec quelques bonnes paroles, rien qu'en disant la vérité, rien qu'en ramenant les choses au point dans ces esprits troublés. C'est surtout pour de tels sujets que j'ai écrit ma petite brochure d'*En guérit-on?* et cela me dispensera d'en dire plus ici sur ce point.

**

3° « Un bon traitement ».

Nous voici, avec ce chapitre, en plein cœur de notre sujet.

Fixons un premier point. La conception d'après laquelle la syphilis serait « spontanément abortive », ou capable de s'effacer, de s'éteindre, par le fait d'une dépuration naturelle ou sous l'influence corrective d'un bon tempérament, d'une bonne santé et d'une bonne hygiène, n'est malheureusement qu'une illusion, une illusion pure. Par plaisanterie ou par forfanterie, je ne sais, un bel esprit a dit un jour qu'il suffisait, pour en avoir raison, de la traiter « par le mépris »; ce n'est là qu'une offense à l'observation clinique, et la vérité est ceci :

Abandonnée à elle-même, la syphilis ne manque guère d'aboutir à toute une série d'accidents plus ou moins sérieux, souvent graves, très graves et parfois même mortels, composant ce qu'on appelle le *tertiarisme* et la *parasyphilis*. Elle ne guérit dans ses manifestations présentes et n'impose silence à ses manifestations d'avenir qu'au prix d'une répression thérapeutique qui a besoin, on le sait de reste, d'être active et prolongée.

Fort heureusement, le poison syphilitique (laissez-moi l'appeler encore ainsi, bien que nous connaissions aujourd'hui l'agent animé qui le fabrique), trouve son contrepoison, au sens strict du mot, dans deux puissants remèdes qui exercent sur lui une action corrective, spéciale, spécifique, et qui s'appellent le *mercure* et l'*iodure de potassium*.

De ces deux remèdes, le plus actif, le plus énergique et celui qui s'adresse au plus grand nombre des accidents de la maladie, c'est à coup sûr et sans contradiction possible le mercure, dont nous allons parler en premier lieu.

***

Mercure.

Le mercure est à coup sûr le véritable guérisseur en l'espèce; c'est de lui qu'on peut dire qu'il est l'antidote de la syphilis.

Et cependant que n'a-t-on pas dit contre lui! A l'instar des grands bienfaiteurs, il a été non pas seulement attaqué et combattu, mais calomnié, diffamé, conspué, vilipendé. Si bien qu'en dépit de tous ses incomparables services il conserve encore mauvais renom dans le public et éveille la défiance. C'en est fait cependant des accusations ridicules dont on l'a chargé, et je ne perdrai pas votre temps, ami lecteur, ni le mien à le disculper de tous les méfaits qu'on lui a imputés. La vérité, c'est qu'il constitue le plus précieux recours dont nous disposions contre la syphilis.

Est-ce à dire qu'il ne comporte aucun danger? Non certes et bien loin de là! Il n'est actif que parce qu'il est puissant. Donc, puissant, il peut nuire, si l'on s'en sert d'une façon malhabile ou abusive. Il n'agit en bien que par cela même qu'il peut agir en mal. Tout est de savoir s'en servir, et cela, c'est la science du médecin.

Mais précisons. Au total, *quel mal peut-il donc faire?*

Les dommages qu'on lui a légitimement reprochés consistent en ceci :

1° Des *inflammations buccales*, bien con-

nues de tous sous le nom de stomatite mercurielle ou salivation mercurielle; — très
généralement légères, mais pouvant devenir
intenses, voire, mais très exceptionnellement,
graves;

2° Des *troubles gastro-intestinaux* : douleurs stomacales, gastralgie, dyspepsie,
coliques, diarrhée, voire, mais par exception,
entérite dysentériforme;

3° Des *troubles généraux* : fatigue, alanguissement, anémie, avec lassitude, « courbature mercurielle ». Tous phénomènes de
saturation médicamenteuse, ne se produisant
guère qu'à la suite et par le fait de traitements ou trop intenses ou trop prolongés.
Car, de par expérience (remarquez bien ceci,
dont nous trouverons l'application plus tard),
si le mercure est en général un remède
facilement et admirablement toléré par les
malades, c'est aussi un remède qui n'est
tolérable et toléré que *pour un temps*, passé
lequel ou l'estomac, ou l'intestin, ou l'organisme se révolte contre lui;

4° Enfin, mais très exceptionnellement,
éruptions symptomatiques constituant ce
qu'on appelle l'hydrargyrie et se caractéri-
sant sous forme d'érythèmes desquamatifs,

de « scarlatine mercurielle », de dermatite exfoliante.

Et voilà tout. En sorte qu'en définitive ce que le mercure peut faire de mal se borne, sauf exceptions rares, à des accidents qu'il convient de qualifier du nom d'inconvénients, d'ennuis, plutôt que de celui de dangers. Ajoutons de plus que ces inconvénients (à part le dernier qui est et restera toujours une surprise inévitable, parce qu'il constitue une véritable idiosyncrasie impossible à prévoir) peuvent être évités, conjurés, atténués pour le moins, par une sage administration du remède et une surveillance assidue du malade. Ainsi, à prendre pour exemple le plus commun de tous, on peut être presque absolument certain d'éviter au malade les accidents de la stomatite mercurielle si l'on s'astreint aux quatre précautions que voici :

1° Ne jamais prescrire le mercure sans avoir eu soin d'inspecter la bouche du malade et de s'assurer qu'elle est *en état de tolérer le mercure;*

2° Au cours du traitement, surveiller attentivement l'état de la bouche et imposer au malade une hygiène buccale minutieuse;

3° Ne jamais négliger de faire l'éducation

du malade sur les accidents buccaux du mercure, de sorte qu'il devienne à ce point de vue son propre médecin;

4° Et, enfin, suspendre le traitement mercuriel à la première alerte, dès l'apparition première de ces signes circonscrits d'irritation buccale, constituant ce que j'ai appelé la « stomatite d'alarme ».

En sorte que, tout compte fait, il n'est vraiment pas de raison sérieuse qui condamne le mercure au titre d'un remède dangereux. Sans doute, il peut devenir dangereux de la même façon et au même titre que tout agent thérapeutique puissant. Mais tout est de savoir s'en servir et de profiter de son action utile sans lui donner liberté de devenir nuisible, ce qui constitue l'art du médecin. Mais il serait insensé de le bannir, de l'exclure de la thérapeutique (comme certains ont voulu le faire) sous prétexte qu'il possède une action qui, mal dirigée, serait susceptible de nuire.

Et ce n'est pas tout; car de quels méfaits ne l'a-t-on pas encore chargé ces dernières années! Certes, de nos jours plus que jamais on a mésusé, abusé du mercure. On l'a violenté, dirai-je, pour obtenir de lui à coup de doses maxima des services qu'il n'était pas capable de rendre, par exemple pour lui faire guérir la paralysie générale. Aussi bien qu'est-il arrivé? Des accidents de toute sorte ont répondu à ces doses folles, à savoir : phénomènes d'intolérance ou même d'intoxication, diarrhée colliquative, dysenterie mercurielle, sidération de tout l'être, phlegmons, abcès, paralysies, gangrènes buccales et péri-buccales comme on n'en avait plus observé depuis de longues années, voire terminaison fatale. Oui, nous avons revu de nos jours ce dont on n'avait plus entendu parler depuis longtemps, à savoir des *morts par le mercure!* Ces derniers temps on en a cité toute une série de cas à la suite, par exemple, d'injections d'huile grise (1). Mais de cela, à qui la

(1) Tel est, par exemple, le cas suivant dont je dois communication à un distingué confrère : Un malade, dans la force de l'âge, syphilitique, est pris d'accidents de syphilis cérébrale. Il est traité par des injections de sels solubles et guérit. Trois ans plus tard, récidive de la même affection. Cette fois, « pour mieux faire », on prescrit des injections d'huile grise. Six de ces injections sont pratiquées à une semaine d'intervalle l'une de l'autre. Rien de fâcheux ne se produit tout d'abord. Mais, un mois plus tard, éclate une stomatite des plus violentes avec salivation profuse, phénomènes inflammatoires, puis ulcérations, gangrènes buccales disséminées et étendues, puis fièvre, adynamie, prostration, état typhoïde et *mort*. — Donc, mort par stomatite tardive, gangréneuse, sans accidents d'autre genre.

faute? En toute justice, saurait-on rendre le mercure responsable de ces témérités, de ces audaces, de ces impéritics thérapeutiques?

.

Iodure de potassium.

A côté du mercure prend place l'iodure de potassium. Lui aussi est un *spécifique*, exerçant une action directe sur la syphilis; lui aussi est un admirable remède, réalisant des guérisons surprenantes.

C'est, a-t-on dit, le « lieutenant » du mercure. L'appellation n'est pas exacte, car il ne *tient* pas *lieu* du mercure et, bien malheureusement, il est incapable de le remplacer, de le suppléer. Il en diffère même à trois points de vue capitaux :

1° Parce qu'il n'est pas ce qu'est le mercure, à savoir un antisyphilitique à toute période de la syphilis; c'est un antitertiaire puissant, mais il est vraiment peu actif, sinon presque inerte, contre la plupart des manifestations de l'étape secondaire;

2° Parce qu'il ne s'applique qu'au traitement de quelques accidents, sur lesquels, à la vérité, il fait merveille, sans posséder la même influence sur nombre d'autres;

3° Et surtout parce qu'il n'a pas les vertus *préventives* du mercure. Il constitue un merveilleux « effaceur » d'accidents, mais il n'est pas un véritable « guérisseur » de la syphilis. Il « laisse revenir », comme on dit en langage courant; il laisse se reproduire des accidents à la suite de ceux dont il a fait justice. Bref, il ne sauvegarde pas l'avenir (1).

Il ne fait donc pas ce que fait le mercure, c'est indéniable; mais il fait autre chose et cela mieux que lui. C'est par excellence le remède des lésions gommeuses sous toutes leurs formes et n'importe leur siège. Il les résout, les fond, les résorbe, les dissipe avec un brio que le mercure lui-même ne possède pas. A ce point que mieux vaut lui confier que confier au mercure le traitement de certaines gommes qui ont besoin d'être

(1) Telle est exactement la conclusion à laquelle, dans un mémoire tout récent, vient d'aboutir un de nos distingués collègues, le Dr Alex. Renault : « L'iodure de potassium est le remède par excellence des accidents tertiaires en activité; mais en me basant sur mon expérience clinique et le mode aujourd'hui bien connu de son élimination, *il ne m'apparaît pas qu'il les prévienne. Ce rôle est dévolu exclusivement au mercure...* » (*Annales des malad. vénériennes,* avril 1907).

guéries hâtivement pour ne pas aboutir à des délabrements irréparables. Tel est le cas — que je préciserai à dessein — des tumeurs gommeuses du voile palatin que souvent on rencontre toutes formées, déjà ramollies et sur le point de s'ouvrir. Or, si elles s'ouvrent, tout est perdu, car c'est le voile perforé, déchiré; d'où infirmité définitive. Eh bien, le mercure agirait trop lentement en l'espèce. En l'espèce, hâtez-vous d'administrer l'iodure parce qu'il va vite en besogne et parce qu'il est seul capable à ce titre de sauver la situation.

Et ce qu'il fait pour les gommes du voile, il le fait pour toutes les lésions gommeuses, pour les syphilomes cutanés, sous-cutanés, musculaires, glandulaires, viscéraux, pour les néoplasies tertiaires de la langue, des muscles, des testicules, du foie, du poumon, du cerveau, etc.), pour les infiltrats osseux (exostoses, périostoses, ostéomes gommeux), pour le phagédénisme tertiaire, etc. Chose plus extraordinaire encore pour nous, médecins, il résout, *il fond des tumeurs* (ce que ne fait aucun remède), et des tumeurs de tout volume, depuis celui d'une noisette, jusqu'à celui d'un citron, d'une orange, d'une tête de fœtus!

Ajoutons enfin ce dernier point tout spécial : Bien que doué d'une action tout au plus médiocre sur la plupart des accidents de l'étape secondaire, il exerce cependant — singulier et inexplicable contraste — une influence des plus accentuées sur quelques-uns d'entre eux, à savoir : céphalée, névralgies et douleurs névralgiformes, périostites secondaires, ostéalgies, myosalgies, etc.

Sans présenter de dangers comparables à ceux du mercure, l'administration de l'iodure est loin d'être inoffensive. Ce qu'elle peut produire de fâcheux est ceci :

Très habituellement, voire d'une façon presque constante, deux désagréments (j'ai fait choix du mot à dessein), consistant en ceci : 1° *Coryza*, très variable d'intensité suivant les sujets, tantôt léger et tolérable, mais tantôt intense et vraiment importun; — 2° *Acné pustuleuse* disséminée, avec prédominance faciale;

D'une façon moins usuelle, symptômes fluxionnaires des muqueuses, constituant quelque chose d'analogue à la grippe (*grippe*

iodique); — douleurs névralgiformes den-
taires et périmaxillaires; — éruptions de
diverses modalités, les unes insignifiantes ou
légères (exemple : purpura iodique), d'autres
intenses, de type bulleux, pustuleux, pustulo-
crustacé, ou furonculeux, ou même anthra-
coïde (iodurides malignes);

Et enfin, mais plus que rarement, très
exceptionnellement, *œdème iodique* des
voies respiratoires (larynx et poumon), susceptible de déterminer des phénomènes de
dyspnée et d'asphyxie, lesquels ont pu être
assez intenses pour nécessiter le recours à
la trachéotomie.

A noter expressément qu'en l'espèce —
chose curieuse — la question de dose est
pour ainsi dire indifférente. Quand des accidents, légers ou graves, se produisent à la
suite et par le fait de l'iodure, ils se produisent soudainement, quelques heures
après l'ingestion du remède et pour n'importe quelles doses, le plus souvent même
(cela a été positivement remarqué) pour de
petites doses. Des œdèmes glottiques graves
ont succédé à l'ingestion de 50 centigrammes, de 15 à 20 centigrammes d'iodure !
Couramment on voit des malades n'avoir pas

plus tôt absorbé un demi-gramme à un gramme d'iodure qu'ils se sentent pris de coryza, de gonflement des paupières, de céphalalgie violente, etc. Cette intoxication subite par le remède est donc le fait d'une disposition individuelle, de ce qu'on appelle une idiosyncrasie, encore absolument indéterminée dans son essence. La preuve en est que certains individus seulement présentent cette susceptibilité particulière à l'iodure et qu'ils la conservent presque indéfiniment, c'est-à-dire qu'ils sont pris des mêmes accidents et dans la même forme à chaque administration du remède.

Aussi bien, en raison de cette intolérance particulière, quelques malades doivent-ils renoncer à faire jamais usage de l'iodure.

***

L'iodure s'administre de la façon la plus simple, en solution dans de l'eau ou dans un sirop quelconque. — Il est préférable de le donner immédiatement avant les repas ou même pendant les repas. — Je l'ai souvent fait tolérer à des estomacs quelque peu réfractaires en le mêlant à la boisson du repas. — Il importe qu'il soit étendu d'eau.

Sa *dose efficace moyenne* est de :

3 grammes par jour, pour un homme adulte, de constitution moyenne;

2 grammes par jour, pour une femme dans les mêmes conditions.

Dans la *modalité intensive* de la médication iodurée, la dose quotidienne peut être élevée à 6 grammes, 8 grammes, 10 grammes.

Inutile d'élever plus haut les doses (15, 20, 25, 30 grammes par jour), comme on l'a fait quelquefois, autrefois surtout. Car l'expérience a bien démontré ceci : l'effet curatif qu'une dose de 10 grammes n'a pas produit, une dose supérieure, même bien supérieure, ne le produira pas davantage.

.˙.

Traitement mixte.

Ces deux grands remèdes, le mercure et l'iodure sont bien loin d'être exclusifs l'un de l'autre et incompatibles. Tout au contraire ils font « bon ménage » ensemble et, chose essentielle, se prêtent un mutuel renfort. La clinique a même établi catégoriquement ce résultat thérapeutique important, à savoir que certaines manifestations diathésiques guérissent bien mieux sous l'influence combinée du mercure et de l'iodure que sous l'action isolée, exclusive, de l'un ou de l'autre.

Leur combinaison constitue ce qu'on appelle le *traitement mixte*.

Ce traitement mixte a sa place naturellement marquée dans tous les cas de tertiarisme, réserve faite pour un très petit nombre de cas spéciaux où la crainte d'intolérance par cumul médicamenteux force à s'en tenir à l'un de ces remèdes. Il trouve surtout une indication formelle dans tous les cas graves intéressant la vie d'un organe ou, *à fortiori*, la vie de l'individu. Quel est le médecin qui, en face d'une syphilis cérébrale, prise comme exemple, consentirait à se priver du secours de l'un de ces deux remèdes et à ne pas faire feu de toutes pièces ?

Le traitement mixte s'administre sous deux formes. On peut, ou bien réunir les deux remèdes dans une préparation pharmaceutique, ou bien les prescrire isolément.

Le premier procédé est réalisé par divers

remèdes dont le type est le trop célèbre sirop de Gibert ; — lequel, par parenthèse, serait remplacé avec double avantage (comme saveur et comme intensité thérapeutique) par une préparation telle que la suivante :

Sirop de café . . . .   500 gr.
Biiodure d'hydrargyre . . .   0,20 centigr.
Iodure de potassium . . . .   20 à 25 ou même 30 gr.
   M.

   Dose : 2 à 3 cuillerées à bouche chaque jour.

Le second procédé consiste à administrer, d'une part, l'iodure, en solution ou en sirop, et, d'autre part, le mercure, sous la forme qui paraît le mieux répondre aux indications du cas particulier, c'est-à-dire soit par ingestion, soit par frictions, soit par injections.

Ce second procédé me paraît préférable en ce qu'il permet de graduer la dose de chacun des remèdes suivant les indications particulières.

Deux visées du traitement : Guérir les accidents actuels; — et prévenir les éventualités d'avenir.
Traitement des accidents actuels.

Le traitement de la syphilis comprend deux visées thérapeutiques très distinctes, à savoir : 1° Combattre et guérir, si possible, les accidents actuels de la maladie; — 2° Prévenir les éventualités d'accidents futurs, c'est-à-dire sauvegarder l'avenir.

Pour l'instant, n'envisageons encore que la première de ces visées, laquelle d'ailleurs constitue la partie la moins ardue de notre tâche.

Il s'agit de ceci : Guérir une manifestation actuelle de syphilis. De quoi disposons-nous pour cela? Des agents spécifiques et des agents divers de la thérapeutique commune. Eh bien, parlons de ces derniers tout d'abord, pour n'avoir plus ensuite qu'à concentrer notre étude sur le sujet principal de ce livre.

Ce serait une grande erreur de croire qu'il n'y ait pour le traitement de la syphilis rien à attendre de la thérapeutique commune. Bien loin de là. Les remèdes courants et les médications vulgaires fournissent souvent aux agents spécifiques le plus utile appoint. C'est ainsi, par exemple, qu'il y aura un très utile profit à tirer : dans les gastrites ulcéreuses de la syphilis, du traitement usuel de l'ulcère simple de l'estomac ; — dans les néphrites spécifiques, du régime lacté et de la déchloruration ; — dans les affections nerveuses de même origine, du bromure de potassium, des sédatifs nerveux, de l'hydrothérapie, de l'électricité ; — dans l'infantilisme hérédo-syphilitique, du traitement thyroïdien ; — etc.

De même les traitements topiques rendront parfois les plus utiles services. C'est le cas en particulier pour le plus fréquent de tous les accidents syphilitiques, à savoir pour la plaque muqueuse buccale, qui guérit vingt fois plus vite par le secours de traitements externes que par le mercure et l'iodure. Traitez-la par la médication spécifique, vous n'en aurez pas raison avant plusieurs semaines, tandis que quelques cautérisations au crayon de nitrate d'argent, aidées de gargarismes très vulgaires, la guériront en quelques jours.

Et de même encore pour les ulcérations

gommeuses. Si vous confiez au mercure et à l'iodure ou à ces deux remèdes associés le soin de guérir une ulcération de cet ordre, vous arriverez certes à un bon résultat. Mais après combien de temps ? Au prix de mois. Tandis que vous en ferez bien plus rapidement justice si vous la soumettez à un très simple traitement topique consistant en ceci :

Pansement par occlusion (dit pansement à la Chassaignac) avec bandelettes entrecroisées et imbriquées de taffetas de Vigo; — à renouveler toutes les 24 heures d'abord et, plus tard, quand la réparation se fait, tous les deux jours seulement. Chassaignac laissait même à demeure ce qu'il appelait ses *cuirasses* pendant 3, 4, 5 jours et plus.

Bain tiède tous les deux jours, de 20 à 30 minutes.

Le travail réparateur se fait-il attendre, saupoudrer l'ulcère d'iodoforme, à chaque pansement, sous la cuirasse de Vigo.

Dans les derniers temps, si la cicatrisation languit, quelques attouchements légers au crayon de nitrate d'argent tous les 4 ou 5 jours; — puis, saupoudrer d'une poudre-inerte (oxyde de zinc, talc, etc.).

* *

Médication spécifique.

Cette part faite à la thérapeutique d'ordre commun, il n'est pas moins vrai que, pour la très grande généralité des cas, c'est la *médication spécifique* qui doit faire les frais du traitement. Et alors, quelle doit-elle être?

Premier point : Faut-il qu'elle soit mercurielle ou bien iodurée, ou bien mercurielle et iodurée tout à la fois?

Réponse : Tout dépend des indications du cas particulier.

Si l'accident dont il s'agit est franchement d'ordre secondaire, mercure seul nécessaire; — iodure superflu.

Au contraire, est-il franchement d'ordre tertiaire, iodure indispensable; — mercure possiblement utile; — ou, d'une façon plus active, traitement mixte.

Second point : Il est, comme on le sait, trois méthodes (principales, tout au moins) d'administration du mercure : frictions, ingestion et injections (1). A laquelle, en l'espèce, donner la préférence?

(1) Je passe sous silence nombre d'autres procédés d'administration du mercure, tels, par exemple, que les suivants :

Fumigations mercurielles;

Procédé de Welander (flanelles mercurielles);

Injections mercurielles intra-veineuses;

On ne sait pas moins que ces méthodes se flattent toutes trois — ce qui est parfaitement authentique d'ailleurs — d'être douées d'une puissance curative bien marquée sur les accidents de la syphilis ; — que de plus chacune d'elles a la prétention d'être « la meilleure », c'est-à-dire de bien mieux valoir que ses deux rivales, — et, tout spécialement, que la dernière venue (celle des injections) se proclame bien supérieure à ses deux aînées pour lesquelles elle ne professe vraiment que peu de tendresse et que même elle frapperait volontiers d'excommunication majeure.

La vérité est que chacune a ses mérites, comme ses inconvénients et ses dangers. Ainsi :

I. — LA MÉTHODE PAR FRICTIONS est certes puissante et offre les garanties d'une expérience plus que quatre fois séculaire, puisque c'est elle qui fut opposée en premier lieu aux ravages du mal français vers la fin du XVe siècle. Elle offre l'avantage de respecter

Traitement par la voie rectale (suppositoires d'huile grise), etc, etc.

Mais, encore une fois, je ne fais pas ici œuvre médicale et ne parle pas à des médecins.

les voies digestives et de les laisser libres
pour d'autres remèdes qui peuvent être ren-
dus nécessaires par des indications d'un
autre ordre. Mais elle est passible de trois
reproches, à savoir : d'être un mode de traitement importun, sale, répugnant ; — d'exposer à la salivation ; — et surtout de fournir
un « rendement » utile très inégal suivant
qu'elle est bien ou mal appliquée. La fric-
tion, en effet, ne vaut que par la façon dont
elle est faite, et elle a de nombreuses raisons
pour être mal faite.

II. — La MÉTHODE STOMACALE comporte
l'inconvénient d'offenser parfois les fonctions
gastro-intestinales, ce qui pourrait aboutir
à la longue à un trouble de la nutrition.
Mais il y a moyen de parer à cet inconvénient par une surveillance assidue du traitement et surtout par des intermittences dans
les cures, ce dont nous aurons à parler
bientôt. En revanche, que d'avantages elle
peut revendiquer ! C'est la méthode *facile* et
commode par excellence ; — c'est la méthode
qui épargne aux malades et les importunités
des frictions et les douleurs et les accidents
possibles des injections ; — c'est la méthode

la moins dispendieuse ; — c'est la méthode la plus compatible avec les obligations sociales et professionnelles. — Elle n'a pas sans doute l'énergie thérapeutique propre à certaines injections ; mais est-il toujours besoin de cette énergie thérapeutique, alors que la situation du malade ne présente rien de grave ? Aussi bien est-ce la méthode qui, pour les cas moyens, courants, a rallié de vieille date et rallie encore, et ralliera toujours (tenez cela pour certain) la grande majorité des praticiens. Qu'on lui fasse des infidélités en vue d'indications particulières, on le peut et même on le doit ; mais, en l'absence de telles indications, on y reviendra toujours et bien légitimement parce que (tout est contenu dans ce mot) elle est une méthode essentiellement *pratique*.

III. — Quoique jeune encore, la méthode des injections a déjà bifurqué. Elle s'est divisée en deux méthodes rivales, qui procèdent l'une par injections quotidiennes ou fréquentes à basses doses, et l'autre par injections espacées à doses élevées, massives.

La première est active à coup sûr, mais moyennement active, et rien de plus. — Le grand reproche à lui adresser, c'est d'être essentiellement *impratique* en exigeant une conjonction, une rencontre de chaque jour entre malade et médecin, ce qui forcément, partout ailleurs qu'à l'hôpital, la rend assujettissante, désobligeante, et surtout pécuniairement onéreuse. Sans parler de quelques inconvénients secondaires (douleurs, endolorissement de la fesse par multiplicité extrême de piqûres, etc.) (1).

La seconde se distingue de la précédente comme aussi de toutes les autres méthodes

(1) J'ajouterai au passage : Ce mode de traitement s'est très répandu, depuis une dizaine d'années, dans les stations thermales, que fréquentent les malades des classes aisées. Et il est à cela diverses raisons, telles que les suivantes :

C'est, d'abord, que les traitements par injections ont fait fortune, comme chacun sait, voire à ce point que nombre de malades estiment n'avoir fait qu'un traitement incomplet s'ils n'ont pas subi une ou plusieurs cures par injections mercurielles.

C'est, d'autre part, que les stations thermales réalisent toutes conditions propices à des cures de ce genre. Aux eaux, on a tout son temps pour se traiter; aux eaux, on peut rendre visite à son médecin tous les jours sans éveiller de désobligeants soupçons, etc.

C'est très généralement aux stations sulfureuses que se font ces cures par injections mercurielles. Mais il va sans dire que la qualité de l'eau n'est que question secondaire en la circonstance. Aussi ai-je déjà vu nombre de malades avisés et « prudents » faire choix pour cet ordre de cures de stations non compromettantes (telles que, par exemple, Vichy, Vittel, La Bourboule, etc.).

en ce qu'elle réalise le *maximum possible d'intensité thérapeutique*. Positivement, elle donne tout ce que peut donner le mercure comme rendement utile. Ce serait donc la méthode thérapeutique par excellence, la méthode idéale, « le rêve », si elle ne comportait pas trois objections, à savoir :

Dangers locaux : douleurs et douleurs parfois excessives, quoi qu'on ait dit ; — phlegmons et abcès (très rares à la vérité et devenus presque exceptionnels) ; — mais parfois abcès aseptiques ; — gangrènes locales ; — accidents de névrite, de paralysie circonscrite ; etc. ;

Danger de stomatite, et de stomatite parfois très grave, possiblement mortelle ;

Danger d'intoxication.

Par telle ou telle de ces trois voies l'injection massive a pu quelquefois aboutir aux plus regrettables conséquences. Des exemples irrécusables en témoigneraient au besoin. — C'est assez dire qu'il n'est de recours permis à cette méthode que sur des indications cliniques formelles et bien motivées.

***

Médication mercurielle. — Choix d'une méthode.

De ces notions générales déduites de l'expérience qu'avons-nous à conclure relativement au cas particulier que nous avons sous les yeux? Nous avons jugé, je le suppose, que le mercure lui était nécessaire ; or, sous quel mode allons-nous lui appliquer le traitement mercuriel?

Ici, comme précédemment et comme toujours, tout est dans les indications, indications médicales ou autres même, telles que nécessités sociales, convenances individuelles, circonstances particulières, variables à l'infini, imprévues et impossibles à prévoir, etc. Quelques exemples :

I. — Le malade est sérieusement touché, ou même, *à fortiori*, gravement atteint. Ce serait folie de lui marchander l'action mercurielle. L'indication est formelle, urgente, et se résume en ceci : frapper fort et vite pour terrasser un ennemi menaçant. Donc, sans tergiverser, recours aux injections massives. Cela va de soi.

II. — Tout au contraire, il s'agit de peu

de chose. Allons-nous, comme l'ours de la fable, prendre un pavé pour tuer une mouche? Donc, pas de médications telles que frictions ou injections, qui risqueraient de molester ou d'importuner le malade, car à quoi bon?

III. — Nous avons affaire à un dyspeptique, à un gastralgique, à un sujet qui prend la diarrhée pour un rien, ou bien encore à un malade affaibli, étiolé, qui a besoin de son énergie stomacale pour se nourrir et se refaire; irons-nous dans ces conditions prescrire le mercure par l'estomac au risque de troubler les fonctions digestives? En pareil cas, donc, au nom du bon sens, exclusion formelle de la méthode par ingestion, qui sera très logiquement et très heureusement remplacée par les frictions ou les injections à petites doses.

IV. — Même cas sous une autre forme. L'indication se présente, je suppose, d'ajouter au traitement spécifique tel ou tel autre agent médicamenteux (iodure de potassium, bromure, fer, huile de foie de morue, arsenic, toniques, etc.). Donner le mercure par ingestion en surplus de tel ou tel de ces remèdes serait courir au-devant d'une intolérance gastrique par surcharge médicamenteuse. Donc, mercure par une voie autre que l'estomac.

V. — Dernier exemple, car tout cela va de soi et est affaire de sens commun autant que de sens clinique. Un mari coupable a pris la syphilis et entend se traiter à l'insu de sa femme. Lui conseillera-t-on les frictions qui le dénonceraient tout aussitôt à l'œil vigilant de sa ménagère ?

Et ainsi de suite.

De sorte que, comme je l'ai dit ailleurs (1) « le choix d'une méthode d'administration du mercure, aussi bien pour le traitement d'un accident donné que pour celui de la maladie en général, doit être fait non pas sur des données théoriques et des conceptions de cabinet, mais bien d'après des indications cliniques relevant de conditions propres au malade, de circonstances afférentes à la maladie, etc., tous éléments essentiellement variables, contingents, et souvent impossibles à prévoir. Telle mé-

(1) *Traitement de la Syphilis*, 2ᵉ édit., 1902, Rueff. — Naturellement j'ai dû faire à ce volume de nombreux emprunts. Inutile, je crois, de les signaler.

thode, bonne ici, sera mauvaise là, comme
réciproquement. La meilleure sera celle que,
d'abord, tolérera le malade, et qui, d'autre
part, exercera une influence salutaire sur les
manifestations morbides. Or, cette méthode
meilleure que d'autres, nous ne la connais-
sons pas *à priori*; l'expérience seule nous la
révèle. L'absolutisme n'est donc pas de mise
en l'espèce, et le médecin véritablement
jaloux des intérêts de son client abordera le
traitement de la maladie sans esprit pré-
conçu, sans plan invariablement déterminé
à l'avance ; il l'abordera, tout prêt au contraire à sacrifier ses préférences aux indications du cas particulier, tout prêt à abandonner sa méthode favorite pour telle autre
qui, de par les événements, lui semblera en
l'espèce mieux appropriée ».

*
* *

Seconde visée : Sauvegarder l'avenir. — Médication préventive.

Guérir un accident syphilitique ou des
accidents syphilitiques actuels, c'est fort
bien ; mais ce n'est là que la moindre partie

et la partie la plus facile de notre tâche. Nous avons une seconde visée, et celle-ci d'une portée bien autre : c'est de préserver le malade d'accidents ultérieurs, c'est de prévenir les manifestations d'une étape plus avancée, c'est, en un mot, de sauvegarder l'avenir.

Sauvegarder l'avenir, tout est là, et tel en effet doit être pour nous, médecins, le but suprême de nos efforts en faveur du malade.

Or, sauvegarder, l'avenir, est-ce au pouvoir de notre thérapeutique ? Sans doute le traitement spécifique exerce sur la maladie une action curative merveilleuse dont nous avons chaque jour le témoignage. Mais a-t-il le don plus merveilleux encore d'en modifier les destinées ultérieures ? Parlons net. Peut-il faire qu'une manifestation destinée à se produire dans 10, 15 ou 20 ans ne se produise pas ? Croire possible un tel résultat thérapeutique, un résultat thérapeutique à aussi lointaines échéances, n'est-ce pas une illusion ?

Eh bien, non, l'influence préventive de la médication spécifique sur les destinées ultérieures de la syphilis n'est pas une illusion; tout au contraire, c'est là un fait authentique, irrécusable. J'en ai donné, dans mon opuscule *En guérit-on ?* une démonstration bien formelle, que je crois inutile de reproduire ici. Cette démonstration — veuillez vous le rappeler — repose notamment sur les trois témoignages que voici :

I. — *Le mercure exerce incontestablement une action préventive sur les manifestations de la période secondaire.*

II. — *De même et non moins sûrement il exerce une action préventive sur la période tertiaire.*

III. — *Avec une évidence plus manifeste encore il constitue un préventif par excellence de l'hérédité syphilitique.*

Eh bien, cette influence bienfaisante du traitement antisyphilitique ne se restreint pas à la syphilis vraie, qui n'est que partie, on le sait, du dossier pronostique de la maladie. Elle s'étend, en plus, à la parasyphilis. Ainsi, dans une série de statistiques qu'on trouve reproduites dans le même ouvrage (p. 47 et suivantes), j'ai constaté ceci, d'après l'étude très attentive de 655 cas.

Qu'au pourcentage, sur cent cas de tabès ou de paralysie générale observés sur des sujets syphilitiques, il en est 5 à 5,6 qui succèdent à des traitements antisyphilitiques de l'ordre de ceux qu'on peut dire sérieux (c'est-à-dire prolongés au delà de trois ans), contre 94,4 à 95 s'étant produits à la suite de traitements écourtés, insuffisants.

D'après l'écart de tels chiffres jugez quelle est l'influence préservatrice, *préventive*, de la thérapeutique, et jugez aussi par avance de ce qu'elle pourrait être avec des méthodes ou plus actives ou mieux dirigées que celles dont nous disposons quant à présent.

Donc, une question s'impose à nous : A quelles conditions devra satisfaire un traitement antisyphilitique pour être « le bon traitement », c'est-à-dire le traitement capable d'exercer sur la syphilis et la parasyphilis une action véritablement préventive?

***

A quelles conditions doit satisfaire le traitement pour être préventif?

Ces conditions sont au nombre de quatre, à ne parler, que des principales. Et les voici:

I. — De toute rigueur l'agent principal du

traitement doit être le *mercure*. Je l'ai dit, nul remède, nulle médication ne peut se substituer au mercure en tant qu'agent anti-syphilitique. Pas même celui qu'on a appelé à tort « son lieutenant », à savoir l'iodure. L'iodure, je le répète encore, n'éteint pas la disposition syphilitique ; l'expérience a établi qu'il ne constitue pas pour l'organisme une sauvegarde d'avenir, ce qu'on appelle un préventif.

II. — Il est non moins de rigueur que, pour fournir ce qu'on lui demande, à savoir, une garantie d'avenir, *le traitement mercu-riel doive être continué longtemps, fort long-temps.*

Ah ! que le temps modifie les idées, et cela en thérapeutique comme en toute chose ou plutôt en thérapeutique tout spécialement ! Il fut un temps où l'on croyait en avoir fini avec la vérole « pour peu que l'on prolongeât le traitement, au delà de l'extinction des acci-dents, un temps égal à celui qu'avait néces-sité la guérison », ou bien encore « après ingestion de 100 à 110 pilules de Dupuytren » ou bien « de 80 à 100 cuillerées de liqueur de Van Swieten ». Vint la réforme de Ricord, qui mit la guérison à un prix déjà beaucoup plus élevé à savoir : six mois de traitement mercuriel, suivis de trois mois de traitement ioduré. A mon tour, il y a plus d'une trentaine d'années, je réclamai bien davantage : « deux ans de mercure pour le moins ». Or, laissez-moi dire quel *tolle* souleva cette première et certes bien timide prétention. On m'accusa d'exagération, on me représenta comme « un fanatique du mercure » (textuel), et mes malades comme des « victimes d'un empoisonnement thérapeutique » ; on imprima que je pratiquais « l'*outrancisme du mercure* », et qu'entre mon traitement et la vérole « il valait mieux, quand on avait le choix, choisir la vérole, parce que de deux maux il faut toujours choisir le moindre », etc., etc.

Mais je suis amplement consolé aujourd'hui de ces aménités d'autrefois ; car, à ma grande satisfaction, la « dangereuse hérésie » dont on me proclamait alors coupable est devenue de nos jours le dogme en faveur.

Et, en effet, comme toute vérité, la nécessité des traitements longs ne tarda pas à s'affirmer, à s'imposer, et aujourd'hui elle se trouve reconnue, acceptée de la très grande majorité des praticiens. On ne parle plus que de traitements devant durer « trois ans, quatre ans, cinq ans et plus », ou même « une série d'années », ou même « de longues portions de l'existence ». Donc, quant au principe, la question est jugée, et l'on ne discute plus que sur le *quantum*. Question de chiffres sur laquelle nous aurons bientôt à revenir.

III. — Comme troisième condition, il est nécessaire que, pour conserver l'intégralité de ses effets préventifs, le traitement spécifique soit administré *d'une façon interrompue, coupée, intermittente.* Cela pour deux raisons, à savoir :

C'est, d'abord, une loi générale de thérapeutique que la continuité d'usage d'un remède aboutit à déterminer une *accoutumance* qui affaiblit, amoindrit, émousse, voire annihile (ou peu s'en faut) les effets physiologiques ou curatifs de ce remède.

C'est, en second lieu, que l'observation apprend ceci : le mercure, généralement, n'est bien toléré que pour un certain temps. Après avoir été bien accepté tout d'abord, il ne tarde guère à provoquer soit des révoltes gastro-intestinales, soit même des symptômes généraux d'alanguissement, d'atonic, de pâleur, d'anémie, de courbature, de faiblesse, ce que traduisent d'ailleurs et ce dont rendent compte des modifications parallèles du liquide sanguin.

Le traitement mercuriel ne peut donc être continué longtemps qu'à la condition d'entr'actes, de stades de repos accordés à l'économie.

C'est la conciliation de ces deux principes (nécessité d'un traitement chronique et nécessité de pauses dans ce traitement) qu'a visée et réalisée, je crois, la méthode dite des *traitements successifs* ou *traitement chronique intermittent*.

Cette méthode, que j'ai présentée de vieille date à l'attention publique, a été expérimentée par quantité de mes confrères. J'ai la grande satisfaction de dire qu'elle a réuni de très nombreux suffrages, au point de ne plus compter aujourd'hui que de rares opposants.

Elle consiste en ceci : *Une série de cures mercurielles échelonnées au cours des premières années de la maladie et séparées les unes des autres par des stades de repos d'autant plus prolongés qu'on s'éloigne davantage du début de l'infection.*

C'est-à-dire un traitement constitué schématiquement à peu près comme il suit :

1re année : Cinq cures mercurielles, chacune de 6 semaines environ;
2e année : Quatre cures mercurielles;
3e année : Trois cures mercurielles;
4e année : Trois cures mercurielles.

A noter, pour bien spécifier l'esprit de la méthode, que ces cures successives seront effectuées systématiquement et *quand même*, j'entends alors même que la maladie serait rentrée dans le silence et ne donnerait plus signe de vie. Cela à l'encontre d'une autre méthode, dite « méthode opportuniste », laquelle tout au contraire se refuse à traiter la syphilis latente, c'est-à-dire la syphilis en dehors de ses stades d'activité morbide, et se condamne de la sorte à ne pas tenter contre elle le moindre effort préventif.

Il va sans dire toutefois qu'un tel programme ne saurait avoir rien de fixe, rien d'absolu, et que l'ordonnance réciproque de ses divers stades est modifiable au gré de circonstances multiples que je passe ici sous silence.

IV. — Enfin, il n'est pas moins indispensable que, dans toutes les cures qui composent ladite méthode, le mercure soit administré et toujours administré à son diapason efficace, j'entends *à doses véritablement thérapeutiques*, à doses susceptibles d'exercer sur la maladie une action suffisamment énergique; cela de façon à ce que chacune de ces cures apporte son contingent d'effet curatif à l'œuvre commune et contribue pour sa part à la dépuration aussi complète que possible de l'organisme.

C'est qu'en effet un danger se présente en pratique et comporte les plus sérieuses conséquences. Ce danger est celui — passez-moi l'expression — du traitement *illusoire*, du *traitement fantôme*, qui laisse croire aux malades qu'ils se traitent alors qu'en réalité ils ne se traitent pas. Je m'explique par un exemple, en prenant pour tel un des cas les plus courants.

Soit un malade qui commence une syphilis secondaire. L'affection s'en tenant comme d'usage à une forme bénigne, on se contente de prescrire une petite dose d'une préparation mercurielle, par exemple la pilule traditionnelle de protoiodure à 5 centigrammes. Tout aussitôt les accidents disparaissent, pour la bonne raison qu'ils ne demandent qu'à disparaître *sponte suâ*, et plus rien ne se produit pour la non moins bonne raison que la syphilis secondaire a pour habitude, tout au moins dans ses formes légères, de s'évanouir facilement au moindre souffle mercuriel. Donc, on s'applaudit du résultat et l'on croit de bonne foi avoir mis la main d'emblée sur la dose mercurielle efficace, sur la « bonne dose ». En tout cas, à quoi bon la dépasser, cette dose, puisqu'elle a suffi, puisqu'en somme elle « a bien fait » ? Et alors, qu'arrive-t-il le plus souvent? C'est que, dans les cures suivantes, le médecin, qui craint toujours tant soit peu le mercure et qui tient surtout à ne pas indisposer son client, conserve la soi-disant « bonne dose » de la cure initiale, c'est-à-dire ne dépasse pas les 5 centigrammes de protoiodure. De sorte que pendant des années (si l'on continue des années) cette dose restera la limite extrême, le maximum du traitement, l'apogée de l'influence médicatrice. De sorte qu'au total pendant des années on aura donné de la sorte le mercure au-dessous de *sa dose utile*, nécessaire, indispensable, au-dessous de sa dose véritablement curative. Le malade croira se traiter, puisqu'en effet il absorbe consciencieusement du mercure. En réalité il ne se sera pas traité puisqu'il n'aura fait qu'absorber un remède à doses insuffisantes pour influencer véritablement sa diathèse. Est-ce qu'en effet 5 centigrammes de mercure administrés quotidiennement à un malade jeune et robuste ont jamais constitué un traitement, un véritable traitement de la syphilis? A de telles doses le traitement n'est plus un traitement; il devient — ou peu s'en faut — un leurre, un simulacre, une *illusion*.

Ce traitement à petites doses et à petites doses répétées (tel qu'on le met souvent en usage de nos jours, sous prétexte de réaliser de la sorte la méthode du « traitement chronique intermittent ») constitue donc par excellence une mauvaise pratique, une détestable pratique, en tant que *traitement timide, timoré, « émasculé »*, suivant le mot pittoresque de mon distingué collègue W. Taylor. Car, en somme, il aboutit à ceci : assoupir la maladie, mais sans l'attaquer, sans l'entamer, sans l'amoindrir, et, finalement, laisser le malade exposé à toutes les éventualités du tertiarisme.

Eh bien, permettez-moi d'affirmer (l'expé-

rience m'en donne le droit) que ces traitements de pure façade, ces traitements illu-
soires sont tout à fait à la mode dans la
clientèle de ville. Quinze malades sur vingt,
en ville, sont traités *au-dessous* de la dose
mercurielle qui leur conviendrait; — sont
traités par exemple, comme doses quotidiennes, par le protoiodure à cinq, trois,
deux centigrammes, voire un centigramme;
— par le sublimé, à un centigramme, à un
demi-centigramme et au-dessous; — par le
sirop de Gibert, à raison d'une cuillerée à
soupe par jour, voire de deux cuillerées à
café, d'une cuillerée à café! Etc. Sans parler
même de doses tout à fait ridicules, déri-
soires, quasi-homœopathiques. J'ai vu, de
mes yeux vu, une dame d'âge moyen et de
bonne santé être traitée pendant trois ans
pour une syphilide serpigineuse par des
doses d'un *milligramme* de sublimé par jour;
— un grand et fort gaillard de quarante ans
être soumis pour une syphilide de même ordre à une dose quotidienne de *six dix milli-
grammes* (0 gr., 0006) de sublimé, dose *cin-
quante fois inférieure* environ à celle qui lui
aurait convenu! — Et ainsi de suite.

C'est de telles erreurs qu'il convient de se

garder pour le plus grand bien des malades, en observant toujours cette règle de prescrire le mercure *à sa dose*, c'est-à-dire à une dose qui influence véritablement la maladie au double point de vue 1° de l'action immédiate, curative, et 2° de l'action préventive.

Telles sont, à mon sens, les quatre conditions constitutives du « bon traitement », j'entends du traitement à la fois utile dans le présent et l'avenir.

Mais je suis loin avec cela d'avoir tout dit. Restent encore quelques considérations qui, sans avoir l'importance primordiale des précédentes, doivent cependant trouver place ici.

***

Mercurialisation à modes variés.

Est-il indispensable ou même simplement utile que, dans les cures successives qui composent le traitement chronique intermittent, le même mode d'administration du mercure soit rigoureusement observé, c'est-à-dire qu'on procède uniformément et exclusivement ou bien par ingestion, ou bien par frictions, ou bien par injections ?

Nullement.

Laissons les systématiques nous dire, les uns que la méthode par ingestion est *seule* capable d'être tolérée aussi longtemps, en raison des importunités, des douleurs, des vexations presque nécessairement inhérentes aux deux méthodes rivales; et les autres, tout inversement, que les méthodes dermique ou hypodermique sont *seules* acceptables en raison des troubles digestifs et nutritifs qui ne manqueraient pas de dériver d'un long usage de la méthode par ingestion, etc., etc. Entre tous, les partisans des injections sont les plus intraitables sur ce chapitre. Fanatiques de leur méthode, non seulement ils la proclament « parfaite de tout point », mais ils la déclarent supérieure à toute autre et la prescrivent à l'exclusion de toute autre. Certains même l'ont donnée comme « abortive, jugulante », si bien qu'à les en croire il suffirait de quelques injections de calomel pour tuer en germe la syphilis, c'est-à-dire pour l'anéantir à la fois dans le présent et l'avenir. Telle encore est une autre méthode qui se flatte « d'enrayer définitivement et systématiquement l'évolution de la syphilis », cela par un traitement intensif à l'huile grise inauguré dès le début de la maladie et poursuivi au delà par cures intermittentes, suivant le plan de mon traitement chronique intermittent. Non seulement ladite méthode guérirait dans le présent, « en supprimant radicalement la syphilis secondaire », mais elle conférerait une absolue sécurité d'avenir, « en supprimant de même le tertiarisme », ce qui, très malheureusement, ne constitue encore qu'une prophétie.

La pratique s'accommode mal de ces procédés systématiques. Je l'ai dit et ne crains pas de le répéter, le choix d'un mode d'administration du mercure doit être fait non pas sur des données théoriques et des conceptions de cabinet, mais d'après des indications cliniques relevant de conditions propres au malade, au cas particulier, à des circonstances afférentes à la maladie, tous éléments essentiellement variables, contingents, impossibles à prévoir. La vérité, c'est que plus humblement, dans la pratique, on aboutit le plus souvent à ceci : faire *ce qu'on peut* plutôt que ce qu'on veut. Bien des fois on est forcé pour une raison quelconque de renoncer à un programme dont on avait fait élection pour en adopter un autre. Ainsi, on se proposait de

traiter tel malade par les injections, et voici
que les injections sont mal tolérées, excitent
des douleurs, de l'hyperesthésie locale ou
générale, et deviennent à un moment donné
tout à fait intolérables. Force est donc d'y
renoncer. Dans tel autre cas on avait procédé
par ingestion, et tout allait pour le mieux;
puis l'estomac ou l'intestin, ou l'estomac et
l'intestin à la fois se sont irrités, révoltés, et
force a été de recourir aux injections. Et de
même plus souvent encore pour les frictions
qui, très généralement, ne sont acceptées que
pour un temps, passé lequel elles fatiguent,
molestent, dégoûtent, horripilent les malades
qui n'en veulent plus. Si bien qu'au total on
arrive bien souvent, au lieu de se borner à
son procédé favori, à faire appel à plusieurs
autres tour à tour, fort heureux d'en avoir
plusieurs à sa disposition. Ainsi, comme
exemple, les malades de la classe aisée se
trouvent-ils très bien, après avoir usé dans la
saison froide des injections ou des pilules,
d'aller faire l'été une cure de frictions dans
quelqu'une de nos belles stations sulfureuses (Uriage, Luchon, Aix-les-Bains, etc.);
où ils reposent soit leur estomac fatigué, soit
leurs fesses endolories.

En définitive, je puis affirmer ceci — quoi qu'on en ait dit, et bien que récemment encore on se soit efforcé de proclamer le contraire :

1° Il n'est pas de méthode de mercurialisation qui, tant au point de vue préventif qu'au point de vue curatif, soit *bonne à tout*, réponde à toutes les indications, et qu'il faille prescrire systématiquement, à l'exclusion de toute autre ;

2° Il est possible d'aboutir à de mêmes résultats heureux par des voies diverses, c'est-à-dire par des procédés divers de mercurialisation ; — et souvent même on y aboutit plus facilement de la sorte ;

3° Tout mode de mercurialisation est donc bon à conserver pour la pratique, car des conditions individuelles, imprévues et inconnues, peuvent faire qu'en un cas particulier tel mode se montre plus efficace que d'autres qui lui sont habituellement supérieurs.

***

Avantages indéniables d'une première cure particulièrement énergique.

Si je visais à être complet, et surtout si je parlais à des médecins, que de considérations n'aurais-je pas à joindre ici aux vérités primordiales qui précèdent! A n'en citer qu'une seule, comme exemple, j'aurais à insister sur les avantages non contestables d'une *première cure* mercurielle particulièrement énergique et prolongée. Un bon commencement, tout le monde s'accorde sur ce point, est du plus salutaire effet. Un premier coup solidement frappé semble surprendre l'ennemi et le maîtriser d'emblée, tout au moins et à parler sans figure semble susceptible d'exercer sur la maladie une répression particulièrement active et durable. Ainsi j'ai cité ailleurs l'exemple d'une douzaine de malades (et combien d'autres n'aurais-je pas à citer actuellement!) qui, pour avoir subi un seul traitement mercuriel assez énergique au début de l'infection, sont restés au delà indemnes d'accidents pour des laps de temps variables entre 9 et 34 ans! William Taylor, dans son excellent essai sur le traitement de la syphilis, exprime sur ce point particulier la même opinion que moi. Il la traduit même d'une façon pittoresque en disant que les premiers temps de la syphilis constituent une époque « solennelle » pour l'intervention du mercure et qu'un premier traitement mercuriel énergiquement institué à cette époque *casse les reins* à la maladie.

Mais je laisse de côté ce point et tant d'autres de même ordre qui auraient leur place dans un traité sur le traitement de la syphilis, entendant me borner dans cet opuscule aux seules grandes lignes du sujet.

*
* *

Que vaut la méthode du traitement chronique intermittent ?
Succès très habituels. — Mais deux ordres d'exceptions.
Nécessité de mieux faire ; mais que faire ?

Telle est, dans ses grandes lignes, la méthode dite des traitements successifs. Reste à dire ce qu'elle vaut, et le voici.

A coup sûr, elle peut revendiquer de sérieux avantages. Ainsi : 1° elle est mieux agréée par les malades et bien mieux tolérée par l'organisme que les traitements continus;

— 2° elle conserve au mercure et à l'iodure l'intégralité de leur influence curative pendant toute la durée de leur administration, et cela grâce à ses entr'actes destinés à combattre les effets de l'accoutumance ; — 3° enfin, elle permet de prolonger, sans inconvénient pour la santé, l'usage de ces deux remèdes pendant un temps presque indéfini, tout au moins pendant le temps nécessaire à la guérison.

Au total et d'un mot, je crois pouvoir dire qu'elle constitue pour aujourd'hui notre plus sûr et plus efficace recours contre le fléau. C'est elle que depuis de longues années j'ai toujours mise en usage pour traiter des milliers de malades qui, soit à l'hôpital, soit en ville, se sont confiés à mes soins ; et, à cela près d'un certain nombre d'exceptions, dont je parlerai dans un instant, je déclare que j'ai vu presque invariablement cette méthode réaliser ce que je lui demandais soit comme effets curatifs actuels, soit même (ce qui est bien autrement essentiel) comme sauvegarde d'avenir. De mes clients de la ville — les seuls dont j'aie droit de parler à ce dernier point de vue — il est bon nombre dont j'ai pu suivre l'état de santé ultérieur à termes de 10, 15, 20, 25, voire 30 ans au delà de l'origine de l'infection, et qui n'ont plus éprouvé aucun accident spécifique jusqu'à ce jour. Il en est bon nombre aussi dont je suis encore le médecin ou avec lesquels je suis resté en relations d'amitié, de camaraderie, de société, et j'ai plaisir souvent à les voir indemnes, pères de famille, bien portants, et entourés d'enfants bien portants aussi. Sont-ils guéris, absolument guéris? Je ne sais et ne voudrais le dire; toujours est-il que le traitement leur a rendu la syphilis légère dans le passé, muette dans le présent comme vraisemblablement aussi pour l'avenir, et j'ajouterai inoffensive pour leur famille.

C'est là ce que réalise la méthode en question, je l'affirme une dernière fois. Telle est même, dirai-je, comme résultats, *la règle* en l'espèce.

Malheureusement cette règle comporte des exceptions, exceptions rares à coup sûr, mais non moins authentiques que déplorables.

Ces exceptions (que je me bornerai à rappeler ici, les ayant étudiées avec détails dans ma précédente brochure « *En guérit-on?* », p. 31 à 54) sont de deux ordres : les unes relatives à des *syphilis vraies* se montrant rebelles, réfractaires à tous les agents du traitement antisyphilitique; — et les autres ayant trait à des déterminations diverses de *parasyphilis*.

Les premières sont très rares et elles le sont devenues plus encore depuis l'introduction dans la thérapeutique de traitements ou plus méthodiques ou plus prolongés ou intensifs.

Relativement, par exemple, à ceux de ce dernier ordre, on sait quels « coups de force », quelles surprises étonnantes réalisent parfois les injections massives (calomel, sozoïodol, huile grise, etc.).

Bien malheureusement les exceptions du second type ont une fréquence supérieure, incomparablement supérieure. Il faut bien reconnaître, en effet, que malgré tous nos traitements, malgré tous nos efforts, nous voyons de temps à autre certains de nos malades aboutir à telle ou telle catastrophe de la parasyphilis. Nous en voyons peu, certes, et j'ai démontré ailleurs, par exemple, que le traitement mercuriel offre une sauvegarde, une garantie préventive sinon complète, tout au moins relative, contre la paralysie générale et le tabès; car, sur 100 cas de paralysie générale ou de tabès observés sur des syphilitiques, la statistique en accuse 95 s'étant produits à la suite de syphilis insuffisamment traitées contre 5 (5, voyez la proportion!) ayant succédé à des traitements sérieux.

Cependant, si réduite que soit actuellement la proportion de ces victimes de la syphilis réfractaire ou de la parasyphilis, elle reste encore notable et supérieure à ce qu'on pourrait croire d'après l'intensité des médications dont nous disposons aujourd'hui; bien positivement elle reste le *point noir* de la maladie. C'est dire qu'elle est la meilleure démonstration de la nécessité, de l'urgence d'une réforme, d'une revision dans les défenses thérapeutiques — et autres — que nous opposons à notre dangereux ennemi.

Besoin est-il d'ajouter que cette revision est rendue tout particulièrement nécessaire, indispensable, par les néfastes éventualités de la parasyphilis? Car, à tout prendre et à considérer les choses par leurs résultats terminaux, la parasyphilis, c'est, ou peu s'en faut, de la syphilis qui ne guérit pas, c'est-à-dire de la syphilis bien autrement redoutable que la syphilis vraie.

Ami lecteur, méditez et comprenez bien ceci : Jadis (et ce jadis ne remonte guère à plus d'une quinzaine ou d'une vingtaine d'années) la syphilis était considérée comme ne produisant et ne pouvant produire que des accidents de syphilis vraie, c'est-à-dire des accidents *curables* par le traitement spécifique ; et l'on se fût cabré à l'idée qu'un symptôme ou une lésion de syphilis pût résister, sauf exceptions bien rares, au traitement antisyphilitique. Donc, dans cet état d'esprit, on avait presque le droit de ne pas trop s'inquiéter de l'avenir d'un syphilitique. Un traitement moyen, qui avait suffi à faire justice des accidents du jour, paraissait une garantie suffisante pour l'avenir, et l'on se disait et l'on était presque autorisé à se dire : « Nous avons fait le nécessaire et tout est bien, quant à présent. Restons-en là. Si, contre toute attente, un accident vient à surgir plus tard, eh bien, nous serons là pour le recevoir comme il convient et instituer un traitement qui en aura raison. Inutile donc de continuer à guerroyer contre une éventualité qui pourra bien ne jamais se produire et que, d'ailleurs, *nous avons les moyens de réprimer*, le cas échéant.

Oui, je le répète, l'on avait presque le droit de raisonner de la sorte, il y a 15, 20 ou 25 ans. Mais, aujourd'hui, c'est une toute autre affaire. La situation est bien changée. Par triste expérience nous avons appris ces quatre choses : qu'indépendamment de la syphilis vraie il existe une parasyphilis; — que cette parasyphilis est fréquente, très fréquente; — qu'elle est grave, très grave, horriblement grave, puisque ses représentants principaux s'appellent tabès, paralysie générale et leucoplasie cancérogène; — et qu'enfin, dans ces trois derniers types, elle se montre spécialement indocile et réfractaire au traitement spécifique. D'où ceci comme conséquence ultra-logique : C'est qu'il ne s'agit plus maintenant d'attendre de tels accidents pour les combattre, et cela de toute évidence, puisque nous ne savons pas les guérir. Les laisser se produire, c'est exposer le malade aux pires catastrophes. Ce dont il s'agit donc, aujourd'hui, c'est de *faire qu'ils ne se produisent pas.* Les prévenir, tout est là, dans la conception nouvelle de la syphilis, telle qu'elle s'impose actuellement, à savoir dans la conception de la *syphilis doublée de la parasyphilis*.

Or, notre médication préventive, telle qu'elle a été comprise, organisée par nos devanciers et telle qu'elle subsiste aujourd'hui, est-elle en mesure de faire face à des dangers de cet ordre? Non, certes. Avait-on même jamais songé jusqu'à ces derniers temps à l'organiser en vue de telles éventualités? Pas davantage. En sorte que l'obligation s'impose de rompre avec les vieux us thérapeutiques, puisqu'ils laissent subsister de telles éventualités d'avenir, et d'en appeler, si possible, à des moyens nouveaux, à des méthodes nouvelles qui nous assurent une meilleure sauvegarde.

DEUXIÈME PARTIE

J'avais le devoir de diviser cet opuscule, bien que restreint, en deux parties, et cela en vue de ne pas placer sur le même plan deux choses différentes. Ce qui précède, en effet, 'est de la science faite, acquise, définitive, résultat de la collaboration quatre fois séculaire de milliers d'observateurs; tandis que ce qui va suivre n'est plus que de la science qui se fait, qui s'élabore, qui cherche sa voie, et qui n'est l'œuvre que d'un chercheur. Tous respects à la première de ces deux parties, tandis que j'appelle, pour en profiter, toutes critiques sur la seconde.

*
**

A la recherche de garanties préventives plus complètes.

Le problème à l'étude est le suivant :
Que faire pour conférer à nos malades des

garanties plus complètes contre les éventua-
lités du tertiarisme et de la parasyphilis ?

Quand on médite cette question, il semble qu'un horizon vers des voies nouvelles est ouvert par une considération qui, pour n'être ni contestable, ni contestée, n'en est pas moins négligée ou omise fort souvent en pratique, et cela au grand détriment des malades.

Cette considération, c'est que le traitement de la syphilis n'est pas contenu tout entier dans la mise en œuvre des remèdes réputés comme antidotes du poison syphilitique. Loin de là, bien loin de là; il comprend en plus dans son cadre la recherche et l'exclusion de toutes les imminences morbides qui peuvent dériver pour le malade, directement ou indirectement, de son état infectieux, comme aussi la recherche et l'exclusion de toutes les causes susceptibles de servir d'occasions, de prétextes, de sollicitations à ce qu'on appelle les « décharges diathésiques ».

Ne croyons donc pas avoir tout fait quand nous aurons prescrit du mercure ou de l'iodure à un malade. Cela n'est que partie d'un tout, et il nous reste autre chose à faire, autre chose de tout aussi médical, de tout aussi important, à savoir : étudier le malade intégralement, c'est-à-dire l'étudier dans tout son être, sa constitution, son tempérament, sa santé, son état général, ses prédispositions, son genre de vie, ses habitudes, son régime, son hygiène, etc., de façon à détourner de lui les éventualités morbides pouvant résulter soit de quelque tare individuelle ou héréditaire, soit d'influences extérieures, etc., en un mot de façon à le protéger le plus complètement possible.

Eh bien, je demande si cette seconde partie de l'examen médical est habituellement réalisée en pratique, et je me crois autorisé à répondre négativement. Même en ville, elle n'est que trop souvent négligée par le médecin qui se laisse absorber par la syphilis, qui ne voit qu'elle, qui n'a d'yeux que pour elle, qui se croit obligé de la combattre incessamment par des remèdes *ad hoc*, mais qui ne s'occupe pas du reste. Et à l'hôpital, c'est bien pis encore. Vraiment est-il matériellement possible de pratiquer l'examen complet d'un malade dans ces turbulentes cohues qu'on appelle les consultations externes de nos grands hôpitaux spéciaux? Là on n'a que tout juste le temps d'écouter la déposition du patient ou de jeter un coup d'œil sur la lésion du jour, et l'on passe outre. Aussi bien qu'arrive-t-il, cela presque forcément? C'est qu'un jour ou l'autre la méconnaissance de telle ou telle particularité clinique aboutit à une omission grave dans l'hygiène ou la thérapeutique, et cette faute, c'est le malade qui en fait les frais, qui en subit les conséquences.

Des exemples du genre, je n'aurais que l'embarras du choix pour en citer. Mais aucun ne sera à la fois plus topique et plus convaincant que celui que je vais mettre en scène et avec détails, car il comporte un intérêt de tout premier ordre dont vous allez juger.

***

Le cancer lingual des syphilitiques.

Un danger grave menace les syphilitiques, danger indirect, inattendu, surprenant et inexpliqué, méconnu longtemps, contesté encore par quelques-uns, et cependant authentique, irrécusable; — et danger tel, pour le dire immédiatement, qu'il n'en est pas de plus abominable dans toute la syphilis, voire dans la pathologie tout entière.

Ce danger, c'est le *cancer buccal*, dans ses diverses localisations ; c'est, à ne parler que de la plus commune, le CANCER LINGUAL, L'ÉPITHÉLIOME LINGUAL.

Oui, le cancer lingual est très fréquemment, très usuellement, un dérivé de la syphilis. Sinon toujours, au moins pour la très grande majorité des cas, il sévit sur des sujets syphilitiques. Ainsi, sur 189 cas de cancer buccal observés dans mon cabinet, j'en ai trouvé 160 affectant des sujets irrécusablement syphilitiques. Proportion : 84 0/0. C'est tout dire.

Comment, en vertu de quelle cause la syphilis aboutit-elle à déterminer un cancer buccal? Cela, je ne me charge pas de l'expliquer. Mais, explicable ou non, le fait est là, constant. S'il m'a été donné d'observer dans mon cabinet 189 cas d'une affection qui, sans être rare, cependant, ne court pas les rues, c'est que ces 189 cas y ont convergé pour une raison qui leur était commune, à savoir la syphilis. La syphilis, donc, constitue une provocation, un appel pour le cancer buccal, tout comme pour le tabès, la paralysie générale et toute la séquelle des accidents aujourd'hui compris sous la rubrique de parasyphilis.

Au reste, c'est là un fait avéré dans le petit monde des syphiligraphes, voire agréé déjà, comme j'ai pu m'en convaincre, d'un certain nombre de nos jeunes chirurgiens. Tout récemment le Pr Poirier, dans une retentissante communication à l'Académie de médecine, ne déclarait-il pas que, sur 32 malades qu'il avait opérés de cancer lingual, 28 étaient « certainement » et 3 « peut-être » syphilitiques? Proportion : 84 à 96 0/0.

Au nom du bon sens, conséquemment, le cancer lingual est trop fréquent chez les syphilitiques pour que la syphilis soit étrangère à son étiologie. Positivement, la syphilis crée une prédisposition au cancer; positivement, elle constitue, elle prépare sur la langue un terrain propice à la germination du germe cancéreux.

Mais ici intervient une singularité qui nous intéresse tout particulièrement. C'est que, si la syphilis produit le cancer lingual, elle ne le produit que rarement, exceptionnellement, *à elle toute seule*, si je puis ainsi dire; j'entends : elle ne le produit que rarement de son propre fonds et sans une incitation annexe. Elle semble avoir besoin pour cette genèse d'une assistance étrangère, d'une collaboration. Or, quel est, en l'espèce, ce collaborateur presque indispensable? *Le tabac.* Oui, le tabac; car, sur 110 malades affectés de cancer lingual, 107 étaient fumeurs, et 3 seulement n'avaient jamais fumé.

On peut donc dire que le cancer lingual est un cancer *syphilo-nicotique*; c'est le cancer des syphilitiques fumeurs — et surtout grands fumeurs (1).

Eh bien, si le tabac est capable de tels méfaits, sommes-nous vraiment, nous médecins, assez sévères à son égard? Avons-nous suffisamment soin de dénoncer à nos malades les dangers auxquels il les expose, avec explications, commentaires et preuves à l'appui? Faisons-nous en un mot *le nécessaire*, à l'hôpital et en ville, pour leur inspirer la défiance et l'horreur du tabac? C'est

---

(1) « Et surtout grands fumeurs. » En effet, dans ma statistique je trouve les 107 fumeurs en question catégorisés comme il suit :

Grands fumeurs.	57
Moyens fumeurs.	43
Petits fumeurs.	7
	107

à en douter, on me pardonnera de le dire, à voir tant et tant de syphilitiques continuer à fumer en pleine sécurité, comme si on avait laissé ignorée d'eux la relation indéniable du cancer des fumeurs avec la syphilis.

En tout cas, la proscription immédiate, absolue et définitive du tabac devient une indication formelle, dès le premier moment où apparaît à la bouche le plus léger symptôme de *leucoplasie*. Car la leucoplasie, si elle n'est pas « graine de cancer » est tout au moins prodrome habituel de cancer. Je ne dis pas certes qu'elle présage sûrement une dégénérescence cancéreuse ; je dis seulement que cette dégénérescence est très souvent, voire presque constamment précédée par une affection leucoplasique (1).

(1) Qu'est-ce donc que la *leucoplasie* ? — Soit dit en deux mots pour le lecteur étranger à l'art médical, c'est une dégénérescence en surface des téguments muqueux sous forme de plaques ou nappes blanches (de λευκος, blanc). L'affection commence par de petites taches, de petites oasis opalines, blanchâtres, puis blanches, qui se produisent soit sur les bords ou le plateau dorsal de la langue, soit sur la muqueuse des joues près la commissure labiale. Ces taches vont se multipliant, s'étendant en surface, puis arrivent à constituer de véritables nappes blanchâtres.

Dans une forme spéciale au plateau dorsal de la langue, il se produit une dégénérescence blanche des papilles

Le moment n'est donc plus aux tergiversations, non plus qu'aux demi-mesures. Il faut à ce moment — car il est encore temps de préserver le malade — tonner contre le tabac, avertir nettement le malade du danger qui le menace, lui dénoncer nominativement le « CANCER » comme perspective possible de la situation actuelle s'il persiste dans ses habitudes de grand ou de petit fu-

linguales qui se présentent alors sous un aspect assez ana-logue à ce qu'on voit dans l'état saburral ou l'embarras gastrique (*leucoplasie papillaire*).

Une fois constitué, l'état leucoplasique persiste, soit immobile, soit lentement extensif, et cela indéfiniment.

C'est à des échéances très variables de l'affection, c'est-à-dire, par exemple, 5, 10, 15, 20 ans au delà de son apparition première, que *peut* entrer en scène la dégénérescence cancéreuse. Cette dégénérescence débute et s'accomplit d'une façon insidieuse, lente, sourde. Elle consiste en ceci : formation, au sein du parenchyme lingual, d'un noyau ferme au toucher, dur plus tard, qui soulève légèrement la surface linguale. Ce noyau, c'est le cancer qui pointe et qui va, lui, se développer d'une façon bien autrement rapide et d'une façon inexorable, à l'instar de tous les cancers; cela pour aboutir à la seule terminaison spontanée qui lui soit propre, c'est-à-dire à la mort, et quelle mort! Une mort précédée d'un affreux supplice de plu-sieurs mois, une mort par douleurs et angoisses continues, salivation incessante et devenant asphyxiante pendant le sommeil, inanition progressive, consomption, émacia-tion, etc., le tout avec pleine conservation de l'intelligence. Je ne connais pas, moi médecin, de mort comparable comme horreur à celle du cancer lingual.

meur, et obtenir de lui un renoncement immédiat, absolu et définitif, au tabac.

D'après l'expérience que j'ai acquise de tels cas, d'après les navrants exemples que j'en ai eus sous les yeux, je conserve l'intime conviction que nombre de sujets syphilitiques que j'ai vus frappés de cancer lingual en plein état de santé et d'activité vitale seraient encore de ce monde si l'on fût parvenu à les arracher à leur fatale passion pour le tabac.

Tant il est vrai que la syphilis n'est responsable pour elle-même que d'une partie des méfaits qu'elle semble produire, une autre partie — et ce n'est pas la moindre — restant imputable en réalité à des influences étrangères.

* *

Les grands dangers nerveux de la syphilis ; — notamment Paralysie générale et Tabès.

Dans le même ordre d'idées continuons à rechercher comment, en dehors du traitement spécifique, nous pouvons être utiles à nos malades.

Cette recherche nous conduit tout aussitôt à la constatation d'un grand fait qui domine de sa haute importance toute l'histoire clinique du tertiarisme et de la parasyphilis, et que je vais m'efforcer de bien mettre en lumière.

Où sont les grands dangers et les dangers les plus fréquents de la syphilis ?

Réponse formelle : Dans le système nerveux.

Où sont les grands dangers de la parasyphilis ?

Réponse non moins catégorique : Dans le système nerveux.

De cela témoignent les statistiques, comme la suivante notamment. Celle-ci est le résumé de tous les cas de tertiarisme et de parasyphilis que j'ai observés dans mon cabinet depuis mon doctorat jusqu'à ce jour. Oh ! je suis loin de vous la donner, cette statistique, comme parfaite, comme représentant la vérité même des choses, car les statistiques de ce genre comportent toutes et fatalement des erreurs dérivant de la personnalité même de leur auteur, de sa situation, de sa spécialité, du milieu où il exerce, etc., etc. Je puis seulement vous la garantir impartiale, complète et exacte (réserve faite pour les fautes diagnostiques que j'ai pu commettre). Elle sera bien suffisante en tout cas, vu l'écart des chiffres à comparer, pour mettre en pleine évidence la vérité que je veux établir. La voici :

Accidents de tertiarisme et de parasyphilis, avec indication de leur fréquence relative.
(D'après 5.698 malades).

Syphilides cutanées.	1,811	cas
Gommes sous-cutanées.	236	—
Affections tertiaires de la langue.	316	—
— — du palais, du voile palatin et de la gorge .	267	—
— — du squelette palato-nasal	269	—
— — du pharynx	98	—
— — du système digestif :		
Œsophage à rectum.	25	—
Foie et rate.	31	—
Rein.	57	—
— — du système lymphatique	13	—
— — du système respiratoire (larynx, trachée, poumons).	75	—
— — du système circulatoire (cœur, artères, veines)	53	—
A reporter	3,251	—

Report	3.251	cas
Affections tertiaires des organes génitaux .	627	—
— — du système locomoteur :		
Os	626	—
Muscles	19	—
Tendons	9	—
Articulations	31	—
— — de l'œil	289	—
— — de l'oreille	33	—
— — du système nerveux :		
Syphilis cérébrale .	993	—
Accidents cérébro-médullaires	23	—
Moelle	196	—
Nerfs	49	—
Paralysie générale .	116	—
Tabès	943	—
Divers	44	—
TOTAL	7.249	

A combien de considérations — et de divers genres — ne pourrait pas prêter ce tableau ! En tout cas il en est une qui s'impose, une supérieure à toute autre et qui est d'importance majeure pour l'intention spéciale que je poursuis. Celle-ci a trait à la fréquence excessive, extrême, vraiment *extraordinaire*, des manifestations nerveuses qui figurent dans cette liste, comme expressions du tertiarisme ou de la parasyphilis. Cette fréquence dépasse tout ce qu'on pourrait croire, surtout relativement, j'entends par rapport à d'autres localisations syphilitiques généralement réputées comme les symptômes les plus habituels, les symptômes de prédilection de la maladie. Qu'on en juge :

Parallèlement aux syphilides cutanées et aux lésions osseuses qui figurent dans ce tableau les premières pour un chiffre de 1.811 et les secondes pour celui de 626, nous voyons y prendre place :

la syphilis cérébrale pour un chiffre de 993 cas
la syphilis médullaire   —   —   196 —
la paralysie générale   —   —   116 —
et le tabès   —   —   943 —

Et, si nous joignons à cela d'autres affections nerveuses de fréquence moindre, nous aboutissons à un chiffre de 2.310 cas d'affections nerveuses sur un total de 7.249 affections syphilitiques. Chiffre énorme (où même ne se trouve pas comprise une autre détermination nerveuse très commune chez nos malades, à savoir : la neurasthénie, que je n'ai pas voulu introduire dans cette statistique parce que, bien complexe d'origine le plus souvent, elle reste le plus souvent aussi contestable en tant que dérivée de la syphilis); — voire, dirai-je, chiffre phénoménal, puisqu'il répond exactement à ceci : 31 0/0 de la somme totale des accidents de tout ordre dérivant de la syphilis. En autres termes, sur 100 accidents de provenance syphilitique il y en aurait 31 intéressant le système nerveux ; 31 0/0, c'est-à-dire *près du tiers !*

Cette moyenne, il est vrai, a été attaquée, contestée. « Vous l'avez exagérée, m'a-t-on dit ; ou plutôt elle s'est trouvée surfaite par votre personnalité même, par vos travaux sur les affections nerveuses, notamment sur le tabès et la paralysie générale, qui ont fixé l'attention sur vous et appelé chez vous nombre de nerveux. » L'objection est vraiment trop obligeante pour que je la discute ; mais il ne faut pas en exagérer la portée. Cette moyenne est excessive, dites-vous. Eh bien, réduisez-la, je le veux bien ; réduisez-la, par exemple, d'un dixième (ce qui serait me faire vraiment beaucoup d'honneur) ; elle n'en resterait pas moins *considérable* encore et de nature à justifier la proposition suivante, à savoir :

Que, *de tous les systèmes organiques, c'est le système nerveux qui est le plus souvent éprouvé par la syphilis ; — que c'est lui qui paie au tertiarisme et à la parasyphilis le plus lourd tribut ; — au total, donc, que c'est lui la victime usuelle, la victime préférée du fléau.*

Et c'est là ce que je voulais établir.

Voilà un premier point acquis à la démonstration que je poursuis. Venons à un second.

Tout le monde n'est pas égal devant la syphilis nerveuse. Il est nombre de gens qui n'y présentent aucune prédisposition, au moins appréciable ; et il en est d'autres qu'un œil médical reconnaît facilement pour des *prédestinés* aux catastrophes nerveuses de la maladie. Ainsi, on a dit non sans raison qu'il est de par le monde de véritables « candidats à la paralysie générale ». Ces prédisposés aux accidents nerveux de la syphilis sont de deux ordres, à savoir : les prédestinés héréditaires, c'est-à-dire les sujets de souche névropathique, les « nerveux de naissance », — et les prédisposés par tare acquise, personnelle.

Or, très certainement, ce nervosisme héréditaire ou acquis est au nombre des prédispositions qu'on a dit constituer des *causes localisatrices* de la syphilis ; c'est là une de ces causes qui dirigent, qui *aiguillent* la syphilis vers les centres nerveux. Très certainement, je le répète, il est des sujets dont on peut dire, le jour où ils contractent la syphilis : « Voilà des gens spécialement menacés pour l'avenir quant à leur système nerveux. Si la syphilis, sur eux, aboutit au tertiarisme, c'est au système nerveux que, suivant toute vraisemblance, ledit tertiarisme donnera l'assaut. » Chacun de nous a fait des prévisions de ce genre, prévisions que l'avenir a le plus souvent confirmées. J'en citerai deux exemples.

Vous connaissez déjà le premier par ce qui précède. Il est relatif à l'un de nos maîtres qui contracta la syphilis professionnellement et que j'eus l'honneur de traiter. Ce médecin éminent était non seulement un grand travailleur, mais aussi un de ces hommes à cerveau toujours occupé, tendu, assidûment en état d'effort, d'enfantement. « Vous verrez, m'a-t-il dit bien des fois, que ma syphilis se portera quelque jour sur mon cerveau et que c'est par le cerveau qu'elle finira. » Et de point en point sa prophétie se réalisa.

L'autre concerne une affection cérébro-spinale qui dériva d'un surmenage nerveux d'un ordre tout différent, celui qui est le plus fréquent dans la haute société, celui des privilégiés du rang et de la fortune, à savoir le surmenage mondain. Là encore le cataclysme nerveux fut prévu et prédit long-temps à l'avance par le médecin du malade. « La syphilis sur un pareil terrain, me dit ce perspicace confrère, lorsque je fus appelé à voir son client avec lui dès les premiers temps de la maladie, mauvaise affaire! Cela finira par un cataclysme nerveux. » Et cela finit ainsi en effet. — Ce cas mérite bien d'être conté, et le voici en deux mots :

Sujet issu d'une souche très pure : père et mère encore vivants et jouissant d'une santé irréprochable. Lui-même avait reçu en partage une constitution vigoureuse, un tempérament parfait, une vigueur peu commune. C'est assez dire qu'il ne présentait ni héréditairement ni personnellement la moindre prédisposition à une affection des centres nerveux. — Mais, enfant gâté de la fortune, doué de tous les dons de la nature, maître de sa liberté avant l'âge et lancé de bonne heure dans le high life parisien, c'était une victime désignée à l'avance pour la syphilis. Et, en effet, dès l'âge de dix-sept ans, il contractait la syphilis que, du reste, il ne soigna jamais qu'avec la plus complète indifférence. — Puis,

de dix-sept à trente-cinq ans, sa vie fut celle des dés-
œuvrés du grand monde, c'est-à-dire partagée entre les
femmes, les théâtres, les bals, les plaisirs de tout genre,
le jeu, les cercles, les voyages, les émotions de Bourse,
les duels, toutes les aventures possibles d'une jeunesse
folle et dissipée. Peu d'excès alcooliques, il est vrai,
mais beaucoup de grands repas, de soupers spécialement. Beaucoup de succès amoureux et de prouesses
érotiques. Bien peu de nuits accordées au sommeil; la
plupart passées au club, jusqu'à six et huit heures du
matin, etc., etc.

Conséquence nécessaire : usure précoce de l'organisme, grisonnement et calvitie avant l'âge, débilitation
des forces et de la résistance vitale; — puis, invasion
d'un *tabès*, comme résultat mixte de l'ancienne syphilis et du surmenage nerveux que je viens de vous
dépeindre. — Puis, quelques années plus tard, invasion d'une *paralysie générale* qui termina la scène.

Eh bien, ces deux prémisses démontrées
et acceptées, à savoir fréquence considérable
des accidents nerveux dans la syphilis et
prédisposition indéniable de certains sujets
à cet ordre d'accidents, je demande si, dans
notre thérapeutique usuelle, courante, nous
tenons un compte suffisant de ces deux données. *Avons-nous suffisamment en vue dans
notre traitement l'élément nerveux, les éventualités nerveuses?* Je tiens à préciser par un
exemple.

Voici, je suppose, deux malades qui viennent consulter pour la syphilis. L'un d'eux est un nerveux par excellence, un prédestiné à toutes les misères du nervosisme; et l'autre, au contraire, est indemne de toute prédisposition de cet ordre. Je demande si, dans l'état actuel des esprits, la prescription qui sera remise au premier différera notablement, différera même en quoi que ce soit de celle que recevra le second. Très vraisemblablement, non, n'est-ce pas? au moins en général. Eh bien, dirai-je, c'est une mauvaise pratique que cette uniformité de pratique. Traiter de la même façon deux malades si inégalement et si différemment menacés, sans rien faire d'autre pour le premier que ce qu'on fera pour le second, c'est absurde er principe, c'est désastreux comme résultats. N'est-il donc pas d'indications spéciales à remplir vis-à-vis du *prédestiné* en question, c'est-à-dire en faveur du sujet que, de par ses tendances acquises ou innées, nous avons lieu de croire exposé à des dangers spéciaux d'avenir et surtout à des dangers tels que la syphilis cérébrale, le tabès et la paralysie générale? N'est-il donc rien de plus à faire pour lui que de lui délivrer, comme à tout autre la banale et exclusive formule de proto-iodure, de sirop de Gibert ou d'iodure de potassium? Je ne puis le croire, je ne veux pas me résigner à le croire. Le bon sens me dit qu'il est un *effort thérapeutique* à tenter en faveur de ce malade d'un ordre spécial ou, pour parler d'une façon plus générale, qu'il est *un effort à tenter contre les éventualités nerveuses dans la syphilis.*

Maintenant, cet effort, quel sera-t-il? Comment le concevoir et en quel sens le diriger? Voilà autant de questions à déterminer.

***

Hygiène antinerveuse. — Thérapeutique antinerveuse.

I. — A commencer par un point qui ne souffre pas discussion, on recommandera à ce malade spécialement prédestiné une *hygiène spéciale*, l'hygiène dite « antinerveuse ». D'emblée et dès les premiers temps de l'infection, on fera le possible pour le soustraire à toutes les causes capables de réagir sur le système nerveux et de constituer ce système en état de réceptivité morbide par rapport aux décharges menaçantes de la syphilis.

Dans cette intention (indépendamment des règles de l'hygiène commune dont je ne parlerai pas), on proscrira tout surmenage, à savoir :

1° *Surmenage intellectuel*, dangereux par la tension d'esprit continue, par l'*effort* cérébral. Qu'on se rappelle comme exemple la navrante histoire précitée de ce jeune lycéen qui, infecté de syphilis à 16 ans, fut pris deux ans plus tard d'une hémiplégie à la suite de grands excès de travail en vue d'une préparation hâtive aux examens de l'École polytechnique; — qui, traité, en guérit; — puis qui, l'année suivante, encore à propos d'un nouveau surmenage cérébral, d'un nouveau « coup de collier » motivé par les mêmes examens, fut repris d'hémiplégie et, cette fois, resta paralysé d'une façon définitive.

2° *Surmenage d'affaires*, tout aussi dangereux parce qu'il réunit souvent à l'excès d'occupations les préoccupations, les émois, les soucis.

3° *Surmenage vénérien*, qui a sa réputation faite et bien méritée. Ainsi j'ai vu plusieurs fois (une demi-douzaine de fois pour le moins) des syphilis cérébrales faire invasion sur de jeunes mariés au cours même de la « lune de miel », à la suite et par le fait de prouesses érotiques (1).

4° *Surmenage mondain*, par irrégularités d'habitudes, agitation, turbulence de la vie, fêtes, veilles, soupers, théâtres, nuits passées au cercle, dissipations et excès de tout genre.

Bref, on s'efforcera d'astreindre le malade aux exigences d'une vie calme, méthodique, d'une vie « à la papa », sédative par sa régu-

(1) En voici un exemple, bien démonstratif.
Un malade avait éprouvé divers accidents cérébraux d'origine manifestement syphilitique : paralysie de la langue dans une première attaque; et, plus tard, hémiplégie passagère. J'avais réussi à le guérir par un traitement spécifique longtemps continué. Il se trouvait rétabli, complètement rétabli depuis plusieurs mois, lorsque, malgré mes avis, malgré mes instances, il se marie. Privé de femmes depuis longtemps, il s'empresse aussitôt (le mot est de lui) de « rattraper le temps perdu ». Or, le dixième jour de son mariage, à la suite de grands excès vénériens, et à la suite aussi des fatigues d'un long voyage, il est repris subitement d'hémiplégie. Sa jeune femme le ramène à grand'peine à Paris dans le plus lamentable état, paralytique, hébété, délirant? Les accidents s'aggravent en dépit du traitement, et la mort termine cette triste scène en l'espace de quelques mois.

larité et son uniformité. — On recommandera un exercice quotidien, voire quelque sport, mais sans aller jusqu'à la fatigue ; — un temps de sommeil suffisant (8 heures en moyenne). — Si possible, on conseillera de préférence l'habitation à la campagne ou tout au moins des séjours en pleine campagne, bien plus reposants — soit dit au passage — que les villégiatures agitées des plages maritimes ou des stations thermales à casinos turbulents. — Etc., etc.

II. — A côté de l'hygiène antinerveuse existe-t-il une *thérapeutique antinerveuse* qui puisse être utile à nos malades ? Oui et non tout à la fois. Sans doute il est des incidents, voire des accidents qui, chez nos syphilitiques comme chez les malades de tout ordre, peuvent se trouver bien de l'action des « antinerveux ». Sans doute, il est une médication calmante qui rend de grands services pour atténuer l'excitation, l'instabilité nerveuse (bromures, valériane, par exemple), comme aussi il est une médication tonique, névrosthénique (fer, amers, glycérophosphates, cacodylate, etc.) propre à relever les forces, à stimuler l'atonie, la débilité nerveuse ; et, à l'occasion, nos malades pourront profiter de l'une ou de l'autre. Mais il n'est pas ou du moins je ne connais pas de médicament, non plus que de médication spécifique du nervosisme. Je ne vois pas d'agent pharmaceutique capable de corriger le tempérament nerveux, capable de faire qu'un sujet né nerveux ou devenu tel puisse se présenter à la syphilis sans ses aptitudes, ses tendances nerveuses, sa *vulnérabilité nerveuse*, dirai-je, capable en un mot de préserver ledit sujet des grandes éventualités nerveuses du tertiarisme ou de la parasyphilis. — Du reste, j'ai hâte de le dire, rien encore n'a été fait de ce côté et le champ reste ouvert à l'expérimentation.

Je serai bien moins sceptique à l'égard de l'HYDROTHÉRAPIE. Méthodiquement et chroniquement appliquée, l'hydrothérapie pourrait, je crois, être appelée à jouer un rôle préventif vraiment utile contre les accidents nerveux de la syphilis et de la parasyphilis. D'une part, en effet, on sait qu'elle est susceptible d'effets variés et même opposés suivant son mode d'application ou, comme le disait Trousseau, « suivant la note touchée de son clavier thérapeutique »; c'est-à-dire qu'elle peut également produire et des effets calmants, sédatifs de l'excitation nerveuse, et des effets stimulants, excitants, et des effets toniques, généraux, reconstituants, tout à fait modificateurs de l'être, etc.; on sait en particulier qu'elle constitue par excellence un agent « *régulateur* des fonctions nerveuses » (1). D'autre part, en ce qui concerne son action sur les accidents de la syphilis nerveuse, l'expérience est faite. A ne citer qu'un exemple, Charcot et moi n'avons-nous pas établi, chacun de notre côté et sans nous être concertés sur ce point, que le meilleur traitement de l'épilepsie syphilitique consiste en l'association de l'hydrothérapie à la médication mercurielle intensive ? Eh bien, j'ai été amené à croire que l'influence *préventive* de l'hydrothérapie n'est pas inférieure, dans la syphilis, à son action curative, tout au contraire. Dans cette pensée, j'ai pris l'habitude depuis un certain nombre d'années de prescrire systématiquement les pratiques hydrothérapiques (sous des formes

(1). On trouvera tous ces points discutés à fond et avec une haute compétence dans l'excellent *Exposé de la méthode hydrothérapique* publié par le Dr Beni-Barde (1905, Masson et Cie).

variées, bien entendu, et appropriées à chaque cas particulier) à tous les sujets syphilitiques que leurs prédispositions héréditaires ou leurs tendances personnelles me permettent de considérer comme des prédestinés aux manifestations nerveuses, directes ou indirectes, de la syphilis. Et non seulement je la prescris d'emblée, c'est-à-dire au cours du traitement spécifique, mais encore et surtout je la prescris au delà, après le traitement, et cela pour de longues années. Je la recommande même à ces malades comme pratique habituelle, indéfinie.

Conviendrait-il d'aller plus loin et de généraliser (en respectant, bien entendu, les contre-indications légitimes), c'est-à-dire de prescrire l'hydrothérapie à *tous* les sujets entachés de syphilis et pour cette raison seule qu'ils sont entachés de syphilis ? Auquel cas l'hydrothérapie deviendrait la compagne du mercure dans le traitement de cette maladie. Je me garderai, vu la nouveauté du sujet, d'émettre cette proposition d'une façon ferme. Mais je suis assez satisfait des résultats que je crois avoir obtenus d'une telle pratique depuis quelques années pour préjuger que ladite proposition a chance d'être acceptée dans l'avenir et légitimée cliniquement.

III. — Autre point, tout différent.

Dans le cas où, au cours de l'évolution morbide, viendrait à surgir quelque symptôme de nature à présager une invasion de la syphilis sur le cerveau ou la moelle, c'est-à-dire — parlons net — de nature à faire craindre une syphilis cérébrale, une paralysie générale ou un tabès, l'indication d'une *ponction lombaire* ne se présenterait-elle pas comme critérium diagnostique à consulter? Et conviendrait-il d'y avoir recours?

Je le crois. Car la ponction lombaire, sauf exceptions rares, ne comporte pas d'inconvénients sérieux. Et elle peut fournir les plus utiles renseignements, en dénonçant l'intoxication du liquide céphalo-rachidien, la *lymphocytose* rachidienne, dont on sait la signification et le danger. Elle permettrait donc conséquemment de recourir à une dernière intervention de l'art, sous forme d'un traitement mercuriel surintensif, aidé ou non d'une révulsion rachidienne par ventouses scarifiées, ventouses sèches multiples et répétées, pointes de feu, cautères, etc.

Je ne prétends pas, certes, que cette pratique aurait grand succès ; mais c'est là, en tout cas, une dernière chance à tenter, et l'on serait vraiment coupable, me semble-t-il, de ne pas la tenter.

**

Réformes thérapeutiques.

J'arrive à mon dernier point, la thérapeutique.

Quatre à cinq années (et plutôt cinq que quatre) consacrées par cures intermittentes à un traitement mercuriel de suffisante énergie, telle est la formule thérapeutique la plus usuellement opposée de nos jours à la syphilis en tant que médication curative et préventive.

Cette formule, j'ai longtemps guerroyé pour la faire admettre dans la pratique, et il m'est impossible de ne pas croire aujourd'hui, après longue expérience, qu'elle n'ait pas rendu de grands services et constitué un progrès sur les méthodes thérapeutiques d'un âge antérieur.

Elle n'est pas parfaite cependant, et il s'en faut. Cela, je l'ai dit de vieille date et répété cent fois. Cela aussi, la parasyphilis s'est chargée de le démontrer d'une façon plus que péremptoire. Il s'agit donc maintenant de *trouver mieux*, si possible, c'est-à-dire de reviser, d'amender, de compléter, de renforcer notre thérapeutique, en vue de la mettre au niveau des progrès et des exigences nouvelles de la clinique moderne. Que faire, que tenter en ce sens ? C'est là ce qu'il nous reste à rechercher.

**

Nécessité de cures mercurielles multiples. Nécessité de cures mercurielles tardives.

Quelle impression nous laisse, quant à son action sur la syphilis, l'agent le plus puissant dont nous disposions contre elle, à savoir le mercure.

Celle d'abord, d'un remède énergiquement et, disons le mot, merveilleusement répressif des manifestations syphilitiques, c'est entendu. Mais ensuite ? Bien malheureusement, aussi, celle d'un remède *provisoirement* actif, actif pour un temps, passé

lequel son influence semble s'amoindrir et
s'éteindre. De cela que de preuves n'aurais-je
pas à citer !

Exemple :

D'abord, un fait courant, d'observation
journalière. Voici un malade qui, débutant
dans la période secondaire, est affecté de
quelques-uns des accidents usuels de cette
période. Si je lui administre aujourd'hui le
mercure, je sais très bien que dans quelques
semaines justice sera faite de ces accidents ;
ils auront disparu. Mais je sais très bien
aussi que, si je suspends le mercure à ce
moment, ils ne tarderont pas, eux ou d'autres, à reparaître. Et de cela personne ne
s'étonnera, tant le fait est sinon constant,
tout au moins habituel. C'est le contraire qui
étonnerait tout le monde.

Il est même dans la syphilis certains
accidents qui sont doués d'une faculté singulière de récidive. Les plaques muqueuses
buccales chez les fumeurs (et parfois même
chez des sujets qui ne fument pas) sont
sujettes à des pullulations et repullulations
incessantes dès que le malade abandonne le
traitement, voire parfois en dépit du traitement. — J'ai cité des roséoles qui se sont

reproduites 5, 6, 8, 10 fois dans les quatre ou cinq premières années de l'infection (1). — De même pour une variété singulière de syphilide papuleuse en nappe qui a la spécialité de se produire au pourtour de l'orifice buccal et à qui ses apparitions multiples ont valu le nom de *syphilide péribuccale récidivante* (2). — De même encore pour certaines exostoses. J'ai guéri quatorze fois (exactement) une exostose frontale qui, pour ainsi dire, jouait *à cache-cache* avec l'iodure de potassium, disparaissant presque aussitôt que j'administrais ce remède pour rentrer en scène trois ou quatre semaines après que j'en suspendais l'usage.

Il est certaines syphilis qui, pour rester silencieuses, doivent être tenues en bride par une médication quasi-continue. Un de nos éminents confrères, qui avait eu le malheur d'être contagionné professionnellement, m'a souvent répété que, pendant 6 à 8 ans, il avait été forcé de se tenir à un traitement presque continu, la syphilis n'attendant guère plus de quelques semaines après

(1) V. Roséoles syphilitiques à récidives multiples, *in Annales de dermat. et de syphiligr.*, octobre 1896.
(2) V. mon *Traité de la syphilis*, T. I, p. 782.

chaque suspension de traitement pour faire une explosion nouvelle.

Pas n'est besoin du reste d'en appeler à de tels exemples qui sont plus ou moins rares. Car il est absolument commun de voir la syphilis, après avoir cédé au traitement et être restée silencieuse plusieurs années, trois, cinq, six, dix ans par exemple, faire des rentrées en scène des plus inattendues et souvent aussi des plus graves.

C'est qu'en effet et bien positivement il en est du mercure comme du vaccin. Comme le vaccin, le mercure est un préventif ; qui oserait aller à l'encontre ? Mais, comme le vaccin aussi, c'est un préventif *provisoire*, à portée préservatrice temporaire. Il faut revacciner pour acquérir une immunité prolongée ; de même il faut *remercurialiser* pour mettre le malade à l'abri d'assauts ultérieurs de la syphilis. Je suis persuadé de ceci : En prenant du mercure, le syphilitique contracte avec la syphilis un bail d'immunité pour un temps ; c'est parfait. Mais il en est de ce bail comme de tous les baux ; vient un temps où il ne vaut plus rien, où il est périmé ; et alors, sous peine d'en perdre les avantages, il faut le renouveler.

Une belle preuve, voire, comme disent les mathématiciens, une « démonstration élégante » de ce qui précède nous est donnée par un fait clinique bien connu des accoucheurs, à savoir *l'alternance possible, dans les ménages syphilitiques, de grossesses heureuses et de grossesses malheureuses, suivant l'intervention ou la non-intervention du traitement.* Je m'explique par un schéma : Une femme affectée, je suppose, d'une syphilis récente devient enceinte et se traite correctement ; elle accouche à terme d'un enfant vivant, qui continue à vivre et, pour le moins, semble exempt de syphilis. — Elle cesse alors de se traiter, et, peu après, devient enceinte à nouveau ; cette fois elle avorte ou bien accouche d'un enfant qui naît syphilitique et qui meurt le plus souvent. — Alors elle reprend son traitement. Survient une troisième grossesse, laquelle amène un enfant sain.

Des observations de cet ordre existent en bon nombre dans la science (1) et témoignent d'un fait actuellement avéré.

(1) Telle est la célèbre observation de Turhmann, qui est et restera un prototype du genre. Cette observation se résume en ceci :

Femme syphilitique devenant enceinte onze fois.

Cela est tellement vrai, j'entends l'influence mercurielle est si puissante sur le produit de conception et, d'autre part, cette influence est susceptible de se dissiper si rapidement

Au cours des sept premières grossesses, pas de traitement. — Résultat de ces sept grossesses : sept enfants syphilitiques qui, tous, succombent.

Au cours de la 8e et de la 9e grossesse, intervention du traitement spécifique. — Résultat : deux enfants vivants et sains.

Dixième grossesse. — Pas de traitement. — Accouchement d'un enfant syphilitique, qui meurt de syphilis.

Onzième grossesse. — Reprise du traitement. Enfant né vivant et restant sain.

Un cas de même ordre a été relaté par W. Taylor et mérite mention en ce que, dans celui-ci, l'alternance a dérivé d'une influence thérapeutique s'exerçant non pas sur la mère, mais *sur le père*.

Le voici sommairement :

« Un homme syphilitique, marié à une femme saine, commence par avoir un enfant mort-né, probablement syphilitique.

« Alors, il se traite. — Second enfant, qui naît sain.

« Alors, il ne se traite plus. — Troisième enfant fortement syphilitique.

« Alors, il se traite à nouveau. — Quatrième enfant, sain. »

Enfin, à titre d'analogie, citons encore cet autre cas, emprunté à mes notes :

Mari et femme syphilitiques. — Quatre grossesses.

Au cours de la première et de la troisième grossesse, la jeune femme est laissée sans traitement et avorte.

Au cours de la seconde et de la quatrième grossesse, elle est traitée par les frictions mercurielles et l'iodure de potassium ; — elle amène à terme deux enfants vivants et sains.

que je me chargerais volontiers, si l'expérience n'était profondément immorale, de faire faire à une femme syphilitique alternativement des enfants sains et des enfants syphilitiques, suivant que je la traiterais ou ne la traiterais pas. Mais cette expérience, qui n'est pas réalisable sur l'espèce humaine, le sera peut-être quelque jour sur les animaux. Comme elle est majeure et des plus instructives, je la recommande à l'attention des expérimentateurs.

Eh bien, s'il en est de la sorte, si le mercure a un pouvoir préventif tel que la question de vie ou de mort pour un fœtus soit réglée par lui, ne sommes-nous pas vraiment autorisés à nous demander si son intervention ne serait pas également apte à *conjurer* de la même façon une manifestation quelconque de syphilis (gomme, exostose, sarcocèle, artérite, et pourquoi pas paralysie générale)? Ainsi, je précise bien ma pensée. Une manifestation syphilitique quelconque est en préparation, je suppose; elle va se produire prochainement, elle va éclore. A ce moment le mercure est mis en œuvre. Ce mercure aura-t-il le pouvoir de faire qu'elle ne se produise pas; exercera-t-il sur elle l'effet inhibitoire que tout à l'heure il exerçait sur le fœtus? Certes je ne saurais le dire, mais on m'accordera que j'ai l'analogie pour moi et une analogie de bon aloi. On conviendra de plus qu'il est bien rare de voir une explosion de tertiarisme se produire au lendemain d'une cure mercurielle, surtout d'une cure mercurielle active et prolongée, succédant elle-même à d'autres cures semblables.

Une considération d'un autre ordre dépose encore dans le même sens et mérite toute notre attention.

De par expérience et sans contradiction possible, les syphilis les plus mauvaises, les plus redoutables comme terminaisons, ne sont pas toujours — et tant s'en faut — celles qui sont fécondes en accidents, celles qui se signalent par des rechutes, des réveils, des « poussées », comme l'on dit. Et de même pour certaines syphilis à grand fracas, qui font beaucoup de bruit pour un temps, puis qui, finalement, rentrent dans le silence et n'ont pas de conséquences éloignées.

Mauvaises au contraire par excellence et périlleuses sont les syphilis initialement bénignes et douces, qui débutent par un cortège discret de manifestations anodines, qui se laissent bientôt dominer par le traitement, qui restent muettes au delà pour des laps de temps considérables, puis qui tout à coup, inopinément, dix, vingt, vingt-cinq ans plus tard, se révèlent par un coup de foudre tertiaire, lequel coûte aux malades un organe ou la vie.

Eh bien, pourquoi la bénignité relative des syphilis du premier ordre et pourquoi la gravité de celles du second? La raison n'en est autre que celle-ci, quand on descend au fond des choses, c'est-à-dire à l'analyse des observations :

C'est que les premières, du fait même de la multiplicité de leurs accidents et de leurs récidives, ont été forcément traitées à maintes reprises et traitées à des *étapes diverses* de la maladie, étapes *plus ou moins tardives, donc plus ou moins distantes du début morbide*; — tandis que les secondes, rentrées immédiatement dans le silence, n'ont guère été traitées que dans leurs premiers stades, n'ont pas subi les atténuations, les dépurations successives d'une série de cures mercurielles, et, par suite, ont conservé, et conservé non amoindri, leur degré de virulence originelle.

En sorte que, sous une forme apparemment paradoxale, mais qui ne serait en réalité que l'expression d'un fait absolument vrai, on pourrait dire ceci : les bonnes syphilis sont celles qui, par des accidents multiples, se rappellent à l'attention du malade, obligent à ce qu'on s'occupe d'elles et, somme toute, *se font traiter;* tandis que les mauvaises sont celles qui, faute d'accidents, *se font oublier.*

Or, logiquement, qu'est-il à déduire des constatations cliniques qui précèdent? Deux conclusions qui sont d'importance tout à fait majeure, à savoir :

1° Que, si la syphilis peut être efficacement combattue, elle a besoin pour cela, non pas seulement d'être traitée longtemps (cela ne fait plus question de nos jours), mais d'être traitée par une SÉRIE DE CURES QUI, INTERVENANT A ÉTAPES DIVERSES DE SON ÉVOLUTION, RÉALISENT POUR ELLE COMME UNE SÉRIE DE VACCINATIONS ET DE REVACCINATIONS MERCURIELLES.

2° Qu'il y aurait certainement avantage à

ce que quelques-unes de ces cures FUSSENT
RAPPROCHÉES LE PLUS POSSIBLE DU TERME D'ÉCHÉ-
ANCE HABITUEL DES PLUS GRAVES ACCIDENTS DE LA
MALADIE.

C'est à la première de ces indications
qu'a répondu mon ancien traitement dit
traitement chronique intermittent; — c'est à
la seconde qu'essaiera de satisfaire, dans la
mesure du possible, du réalisable, la méthode
des cures *mercurielles à termes tardifs*, dont
il va maintenant être question.

*
* *

Critique du traitement inaugural en bloc.
Distribution rationnelle
des mercurialisations successives.

Un point sur lequel on s'est mis d'accord
depuis une vingtaine d'années environ, c'est
qu'il n'est possible de venir à bout de la
syphilis (tel est le cas du reste pour toutes
les maladies chroniques) qu'au prix d'un
traitement long, très long, et dont en l'espèce
il n'est pas d'exagération à fixer la durée
moyenne à *quatre ou cinq ans*.

Or, ce traitement de quatre ou cinq ans,

comment l'accomplit-on généralement aujourd'hui? On le place *en bloc* et *tout entier* au début de la maladie. C'est-à-dire qu'au cours des quatre ou cinq années qui suivent le chancre on soumet le malade à une série de cures mercurielles séparées les unes des autres par des intervalles de repos thérapeutique. Puis, cela fait, on juge avoir tout fait au mieux des intérêts du malade et on le congédie. Telle est bien — n'est-il pas vrai? — la pratique actuelle et presque générale.

Eh bien, cette pratique, je n'hésite pas à la condamner, et j'ai assez contribué à l'établir pour avoir droit de la juger mauvaise dans ce qu'elle a de mauvais.

Et, en effet — prétention singulière, vraiment exorbitante, quand on l'analyse de près — nous entendons bien certes traiter la syphilis, mais nous entendons ne la traiter que pour un temps, pour un temps très court par rapport à sa durée totale, et pour un temps que très arbitrairement nous fixons et limitons à son tout jeune âge. Que voyons-nous en pratique courante? Tout médecin consent bien à militer contre la syphilis au cours de ses deux, trois, quatre, voire (mais cela est déjà bien plus rare) cinq premières années. Mais qui a jamais proposé de continuer la lutte plus avant ? Et cependant nous savons que la syphilis est douée d'une longévité à nulle autre pareille, qu'elle est susceptible de manifestations à longue portée, à portée pouvant dépasser un demi-siècle. N'importe. Si elle veut guérir, il faut qu'elle guérisse de par un traitement qu'il nous plaît de limiter à ses toutes jeunes années et dont l'action (du moins il nous plaît également de le supposer ainsi) ne saurait être épuisée par le temps, même à lointaines échéances.

Vais-je donc pour cela abandonner absolument et désavouer une méthode que j'ai eu tant de peine autrefois à faire prévaloir ? Je m'en garderais bien, car ce serait là une révolution improductive, du genre de celles qui détruisent sans rien mettre à la place de ce qu'elles ont détruit. Ce que je propose seulement, c'est une revision de l'ancien programme, revision conservant ce qui est bon, excluant ce qui me semble actuellement défectueux. Ainsi :

Je commencerai par conserver intégralement, tel qu'il a été exposé ci-dessus, le principe des trois ou quatre premières

années consacrées à un traitement méthodique et fort, distribué en cures intermittentes. Et cela pour une bonne raison
qu'expliquera et légitimera mieux que tout
commentaire le graphique n° 1. Qu'est-ce
donc que ce graphique? La représentation,
sous forme d'un tracé linéaire, de la fréquence des divers accidents du tertiarisme
aux divers âges de la maladie (1). Rien de plus

(1) Sur un total de 7.172 accidents de tertiarisme ou de
parasyphilis j'ai pu déterminer la *date précise d'invasion*, au
cours de la maladie, de 5.466 de ces accidents. C'est d'après
cette statistique qu'a été dressé le graphique n° I.
Voici les résultats de cette enquête, éminemment instruc-
tive à divers égards, notamment pour le sujet dont il est ici
question.

Échéances des accidents au cours des années suivantes :	Nombre de cas :
Première année	366
Seconde —	535
Troisième —	560
Quatrième —	440
Cinquième —	430
Sixième —	387
Septième —	334
Huitième —	253
Neuvième —	235
Dixième —	288
Onzième —	179
Douzième —	163
Treizième —	136
Quatorzième année.	140
Quinzième —	132
A reporter	4.578

instructif — n'est-il pas vrai? — qu'un docu-

Report	4.578
Seizième année	110
Dix-septième —	94
Dix-huitième —	96
Dix-neuvième —	83
Vingtième —	100
Vingt et unième année	54
Vingt-deuxième —	37
Vingt-troisième —	39
Vingt-quatrième —	38
Vingt-cinquième —	29
Vingt-sixième —	26
Vingt-septième —	19
Vingt-huitième —	24
Vingt-neuvième —	19
Trentième —	26
Trente et unième —	15
Trente-deuxième —	11
Trente-troisième —	10
Trente-quatrième —	5
Trente-cinquième —	4
Trente-sixième —	6
Trente-septième —	7
Trente-huitième —	4
Trente-neuvième —	5
Quarantième —	9
Quarante et unième année	4
Quarante-deuxième —	3
Quarante-troisième —	3
Quarante-quatrième —	2
Quarante-sixième —	2
Quarante-huitième —	1
Cinquantième —	1
Cinquante-quatrième —	1
Cinquante-cinquième —	1
Total	5.466

ment de cet ordre pour apprécier ce que fait la maladie à telle ou telle période et ce que devrait faire le traitement pour en contrarier l'évolution. Or, consultons ce tableau. Qu'y voyons-nous relativement à la première des questions qui nous intéresse pour l'instant? Ceci :

1° Que le tertiarisme est très prompt à entrer en scène; — qu'il fait invasion dès la première année, et cela pour une proportion déjà notable (366 cas sur 5.466 ou 6,6 p. 100), proportion presque équivalente au quotient du tertiarisme pour la 6° année.

2° Que, dès la seconde année, un fort élan ascensionnel l'élève à celle de 9,7 p. 100.

3° Qu'enfin il atteint son *apogée à la troisième année*, (où son quotient de fréquence devient au pourcentage 10,2). C'est dire que cette troisième année de la maladie réalise à elle seule environ 10,2 pour 100 du total complet des échéances du tertiarisme. C'est dire qu'elle constitue *l'année culminante du tertiarisme*, *l'année néfaste*, *l'année terrible* par excellence.

Et ce n'est pas tout. Car, maintenant additionnons ensemble les quotients du tertiarisme pour ces trois premières années, et non sans étonnement nous aboutirons à constater ceci ; que DÈS SA TROISIÈME ANNÉE LA SYPHILIS A RÉALISÉ PLUS DU QUART DE LA SOMME TOTALE DES MANIFESTATIONS TERTIAIRES QU'ELLE EST APPELÉE A PRODUIRE DANS TOUTE SA CARRIÈRE ! — Je le répète, plus du quart, exactement 26,5 p. 100.

Cette constatation est majeure, et tant au nom du bon sens que par injonction arithmétique, il en ressort une déduction formelle, à savoir :

Qu'il y a un intérêt capital à ce que les malades soient protégés contre ces imminences précoces du tertiarisme, et protégés notamment contre les éventualités de cette sinistre troisième année, si particulièrement prodigue en méfaits de tout ordre.

Et voilà pourquoi je réclame en premier lieu une application vigoureuse et intégrale du traitement chronique intermittent, tel qu'il a été formulé plus haut, aux premières années de la maladie. Je crois bonne, je persiste à croire bonne cette partie de mon ancien programme et je conseille de la conserver.

Cela, je le conseille d'autant plus que, d'autre part, une remarque a été faite. C'est que, de l'avis à peu près général, « un bon commencement est d'effet favorable sur l'ensemble de la maladie ». On s'accorde à penser que les traitements inaugurés tardivement, les traitements dits « de rattrapage » sont loin d'équivaloir à ceux qui ont été institués au début même de l'infection. Et je me plais à répéter ici le propos pittoresque de W. Taylor, à savoir « qu'il convient de débuter par un bon coup de main qui casse les reins à la maladie ».

Je conclus donc à ceci : Ne rien changer au traitement actuel jusqu'à un terme de trois ou quatre ans à dater du chancre.

Mais voici ce terme accompli, et tout est au mieux, je suppose, suivant la coutume, car il est d'observation que, sauf exceptions assez rares, un traitement mercuriel d'énergie moyenne (je ne dis même pas intensif), méthodiquement appliqué pendant les premières années de la maladie, suffit très généralement à imposer silence aux manifestations diathésiques et à obtenir ce que nous appelons la *trève* ou *l'accalmie secondaire*, accalmie usuellement persistante pour un laps d'au moins quelques années. S'il en est ainsi, allons-nous continuer le traitement sans interruption et avec la même sévérité? Mais à quoi bon? Puisque pour l'instant nous avons de l'avance, profitons de notre crédit pour laisser « souffler le malade », suivant une expression de métier, j'entends pour laisser quelque peu reposer l'organisme de sa longue imprégnation mercurielle.

Empiriquement j'ai été conduit à donner à ce temps de repos la durée d'un semestre environ, pendant lequel je suspens absolument toute médication.

Nous voilà de la sorte arrivés à la cinquième année.

Au cours de cette année je prescris trois cures mercurielles, chacune d'une durée de six semaines.

Puis, au delà? C'est ici que vont entrer en scène les modifications que je crois nécessaire d'introduire dans le traitement, sous le nom de *cures complémentaires* ou *cures de renforcement* et sur lesquelles je dois m'expliquer maintenant.

ARISME

34	35	36	37	38	39	40	41	42	43	44	45	46	47	48	49	50	51	52	53	54	55

4	35	36	37	38	39	40	41	42	43	44	45	46	47	48	49	50	51	52	53	54	55

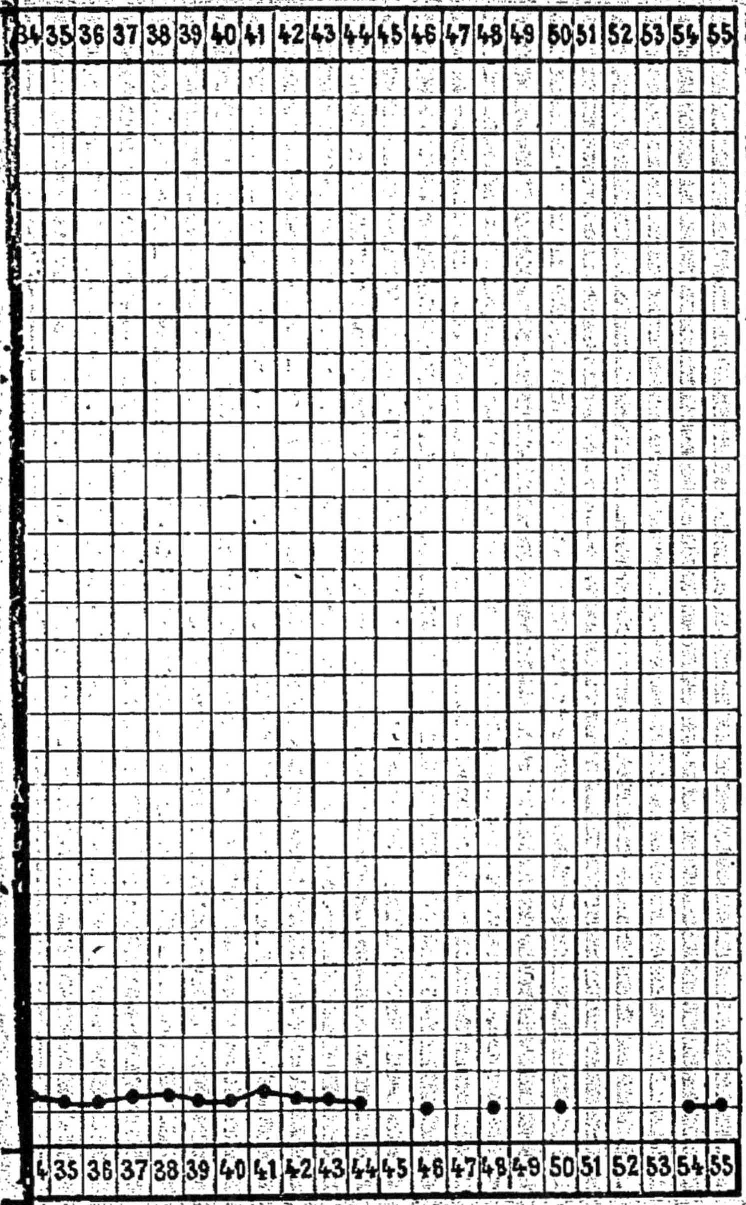

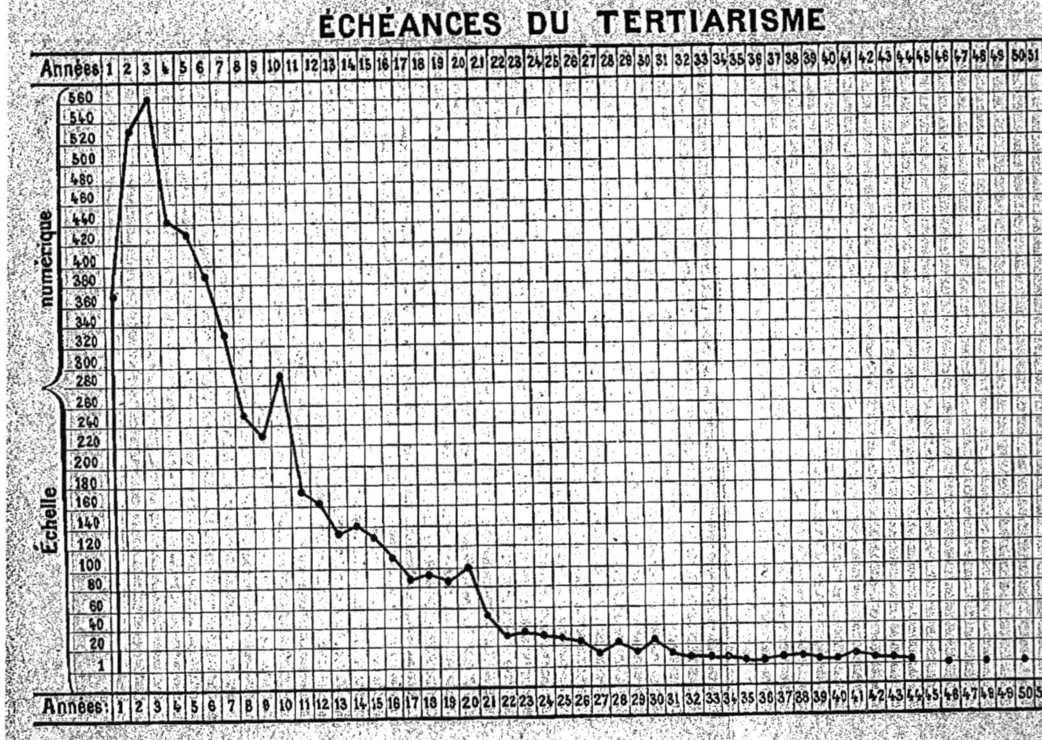
ÉCHÉANCES DU TERTIARISME
Années
1 2 3 4 5 6 7 8 9 10 11 12 13 14 15 16 17 18 19 20 21 22 23 24 25 26 27 28 29 30 31 32 33 34 35 36 37 38 39 40 41 42 43 44 45 46 47 48 49 50 51
Échelle numérique
560 540 520 500 480 460 440 420 400 380 360 340 320 300 280 260 240 220 200 180 160 140 120 100 80 60 40 20 1
Années
1 2 3 4 5 6 7 8 9 10 11 12 13 14 15 16 17 18 19 20 21 22 23 24 25 26 27 28 29 30 31 32 33 34 35 36 37 38 39 40 41 42 43 44 45 46 47 48 49 50 51

Cures complémentaires ou Cures de renforcement. — Où les placer?

La nécessité de ces cures complémentaires une fois reconnue (et qui se refuserait à la reconnaître?), une question surgit : Ces cures complémentaires, *où donc les placer pour qu'elles soient à leur place*? C'est-à-dire : quand, à quels termes de la maladie, les faire intervenir pour qu'elles interviennent utilement? Comment les faire tomber juste *à point*, de façon opportune, de façon à prévenir un orage tertiaire qui se prépare, de façon à conjurer, par exemple, un tabès ou une paralysie générale qui s'élabore, qui va bientôt entrer en scène?

La logique répond : *Leur place est là où est le danger.* C'est évident.

On dira : « Mais en fait de syphilis, le danger n'a pas d'échéances; il est de tous les âges, de tous les instants. » — Sans doute; mais il n'est pas égal pour tous les âges de la maladie. Un simple coup d'œil jeté sur le graphique d'ensemble des échéances du tertiarisme (graphique nº 1) suffit à montrer que ce danger est bien autre à la troisième année (qui constitue son apogée) qu'à la sixième par exemple, et bien autre de même à la sixième qu'à la dixième, et bien autre encore à la dixième qu'à la vingtième, etc. Ce n'est pas tout encore. Car ce qui est vrai pour l'ensemble de la maladie ne l'est pas moins, en particulier, pour chacune de ses manifestations. Ainsi, de ces manifestations, il en est qui ont des éclosions précoces, remarquablement précoces, (Exemple : pour la moelle, l'année néfaste, l'année terrible, est — l'imaginerait-on *à priori?* — la seconde année de la maladie); — et il en est d'autres dont l'entrée en scène se montre au contraire relativement tardive. Cela étant, faisons intervenir le bon sens pour juger la question qui nous occupe, à savoir : Où placer logiquement (ce qui équivaut à dire utilement) nos cures complémentaires?

Nul doute, je ne crains pas de me répéter, que le bons sens, interrogé de la sorte, ne réponde ceci : Il convient de les placer vers l'époque (et un peu avant cette époque, naturellement) où les manifestations à la fois les plus graves et les plus fréquentes de la maladie font leur explosion habituelle.

Or, quelles sont les manifestations de la

maladie à la fois les plus graves et les plus
fréquentes ? Le choix n'est pas embarrassant.
Il est trois de ces manifestations qui s'im-
posent comme telles, et chacun les a citées
d'avance. Ce sont :

1° La *syphilis cérébrale*, la plus commune
des localisations tertiaires, après les localisations cutanées ;

2° Le *tabès* qui marche immédiatement
après elle, c'est-à-dire au troisième rang ;

Et 3° la *paralysie générale*, bien moins fréquente à la vérité que les deux précédentes,
mais la plus inaccessible de toutes à l'influence médicatrice.

Eh bien, à quels termes ces trois types,
communs et redoutables par excellence, font-
ils invasion au cours de la maladie ? Réponse, d'après ce que m'ont appris des re-
cherches spéciales sur ce sujet :

I. — La syphilis cérébrale fait son *entrée en
scène dès la première année* de l'infection, et
déjà même elle s'y accuse par un quotient de
fréquence important. Elle s'accroît tout aussitôt de fréquence, pour atteindre son fastigium — et fastigium bien marqué — *dès la
troisième année* (dès la troisième année,

qu'on remarque bien ceci) après le chancre.
— Elle produit dans cette seule année plus du dixième de la somme totale de ses cas. Puis, sa fréquence va décroissant très hâtivement au delà de cette troisième année, si bien qu'à sa dixième année la syphilis a déjà produit, en tant que déterminations cérébrales, beaucoup plus de la moitié des cas qu'elle doit produire (Voy. graphique n° 2, p. 122).

II. — Très différente est l'évolution de la paralysie générale.

Celle-ci est encore à naître (d'après ma statistique personnelle, du moins) dans la première année de l'infection. On peut la dire inconnue à ce terme.

Elle commence à poindre seulement dans la deuxième ou (plus sûrement) dans la troisième année, alors au contraire que la syphilis cérébrale proprement dite a déjà conquis son fastigium. En tout cas elle est rare, très rare jusqu'à la cinquième année.

Elle s'élève de fréquence au delà, pour atteindre son *fastigium à la dixième année*.

On peut dire que *ses échéances les plus habituelles sont comprises entre la sixième et la douzième année*, avec un maximum plus ou moins marqué pour la dixième (1). C'est là ce que traduit encore en pleine évidence le graphique n° 3 (p. 123).

Au delà de la 13ᵉ à la 20ᵉ année elle devient, et cela progressivement, beaucoup moins fréquente.

Enfin, au delà de la 20ᵉ année, elle ne constitue plus qu'une très rare exception.

III. — En troisième lieu, venons au tabès (2). Le tabès ne débute guère plus tôt

(1) Ai-je besoin de rappeler que le *début vrai* de la paralysie générale est toujours *antérieur* à son début apparent, au début qui est accusé au médecin par l'entourage du malade ? Quand on va au fond des choses, quand on pénètre dans la vie intime du paralytique général, on ne manque presque jamais d'apprendre que plus ou moins longtemps avant que le malade ait été reconnu *malade*, il avait déjà commis quelque incorrection, quelque bizarrerie, quelque singularité qui n'avait pas été remarquée tout d'abord, mais qui témoignait bien dès ce moment d'un état cérébral morbide. Cette période où l'affection reste inaperçue, où elle n'est pas comprise, est toujours plus ou moins longue. Au minimum, elle est de quelques mois, mais on l'a vue s'élever jusqu'à un an, deux ans, voire davantage, et cela d'une façon indéniable. — Il faut donc toujours *antidater* le début d'une paralysie générale sur le début déclaré au médecin.

(2) Il est très difficile d'être fixé sur l'échéance du tabès au cours de la syphilis. Bien souvent on est trompé sur ce point par de fausses déclarations des malades. Et il est à cela plus d'une raison : ou bien symptômes tabétiques méconnus quant à leur nature (Exemple : douleurs fulgurantes

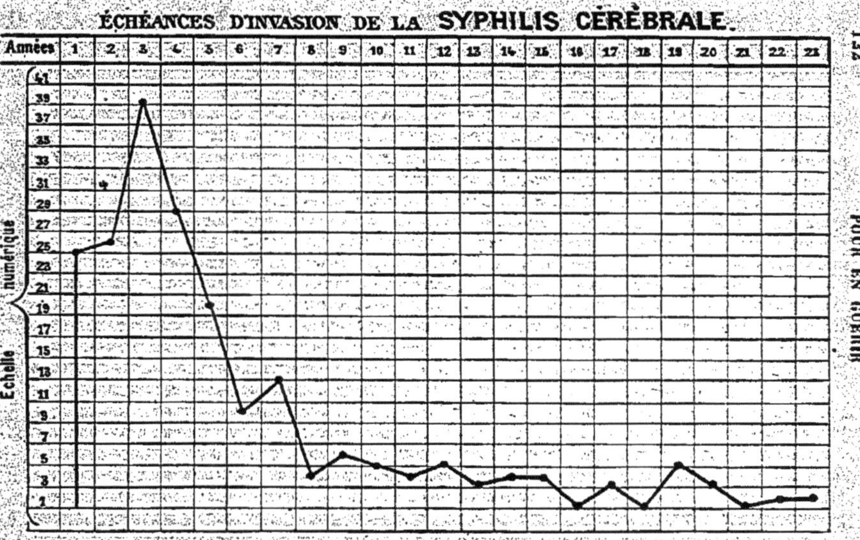

ÉCHÉANCES D'INVASION DE LA SYPHILIS CÉRÉBRALE.
POUR EN GUÉRIR
Années
Échelle numérique
1 2 3 4 5 6 7 8 9 10 11 12 13 14 15 16 17 18 19 20 21 22 23
41 39 37 35 33 31 29 27 25 23 21 19 17 15 13 11 9 7 5 3 1
Graphique nº 2.

ÉCHÉANCES D'INVASION DE LA PARALYSIE GÉNÉRALE AU COURS DE LA SYPHILIS. 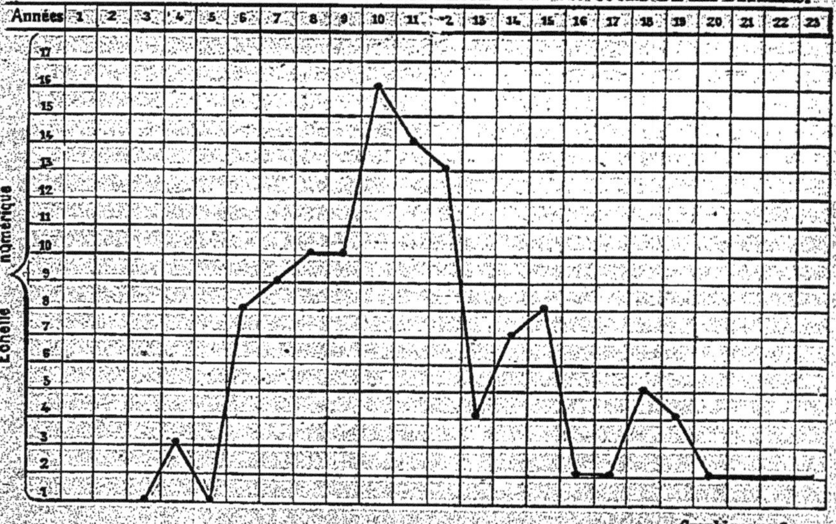
Années 1 2 3 4 5 6 7 8 9 10 11 12 13 14 15 16 17 18 19 20 21 22 23
Échelle numérique
17 16 15 14 13 12 11 10 9 8 7 6 5 4 3 2 1
POUR EN GUÉRIR
Graphique n° 3.

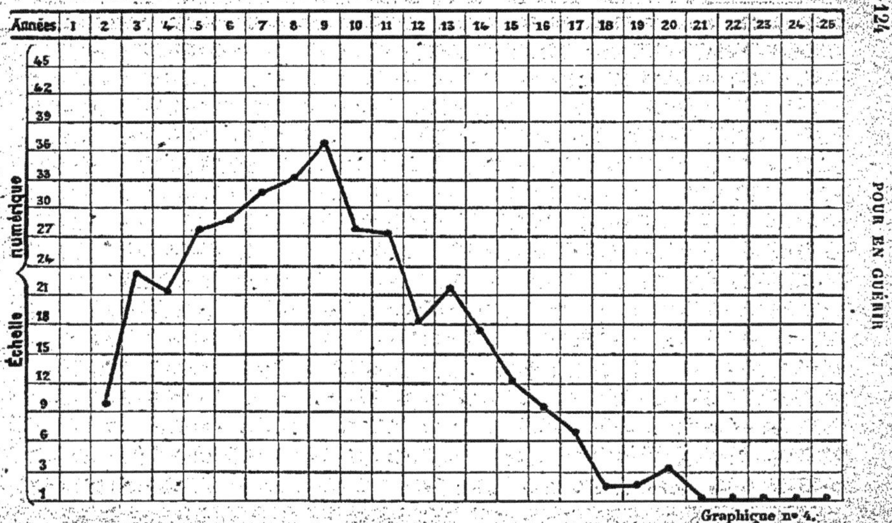
ÉCHÉANCES D'INVASION DU TABÈS AU COURS DE LA SYPHILIS.
POUR EN GUÉRIR
Années
1 2 3 4 5 6 7 8 9 10 11 12 13 14 15 16 17 18 19 20 21 22 23 24 25
Échelle numérique
45 42 39 36 33 30 27 24 21 18 15 12 9 6 3 1
Graphique n° 4.

que la seconde année, pour s'accroître ensuite rapidement de fréquence et atteindre son apogée de la 5° à la 9° année. Au delà, il décroît, et plus rapidement encore, au point, par exemple, qu'à la 20° année il n'est plus, par rapport à la 10°, que dans la proportion de 4 à 28. (Voy. graphique n° 4, p. 124.)

Eh bien, rapprochons maintenant ces divers chiffres qui sont essentiels à notre sujet actuel. Il en ressort, avec une exactitude mathématique, que *le sujet syphilitique est menacé particulièrement de la cinquième à la dixième année de sa maladie par les trois pires manifestations de cette maladie* (sans parler des autres), à savoir : par la syphilis cérébrale qui, bien que déjà en décroissance, est cependant encore d'activité moyenne ; — par la paralysie générale et le tabès qui sont alors en pleine période

prises pour névralgies ou rhumatismes, ce qui est d'une excessive, d'une extraordinaire fréquence), ou bien symptômes tabétiques restant ignorés, inaperçus (troubles pupillaires, perte des réflexes, etc.). On est souvent forcé d'antidater de plusieurs années l'origine d'un tabès, telle qu'elle est déclarée par les malades. — Je me suis appliqué à colliger un certain nombre de cas à l'abri de telles causes d'erreurs, et c'est d'après ces cas que j'ai dressé la statistique reproduite ici par le graphique n° 4.

d'ascension et vont atteindre leur apogée.

Il y a donc là pour les malades, à savoir DE LA CINQUIÈME A LA DIXIÈME ANNÉE, une PASSE PÉRILLEUSE par excellence.

C'est donc là, conséquemment, à savoir *de la cinquième à la dixième année* que nous devons placer et que nous placerons nos défenses thérapeutiques.

Ainsi, du moins, parle le bon sens. Malheureusement, il n'en dit pas plus, et le reste n'est plus qu'affaire d'observation clinique et d'empirisme.

***

Cures complémentaires (suite).
Composition, durée, etc.

Le principe des cures complémentaires reconnu et leur localisation fixée, comme nous venons de le voir, de la cinquième à la dixième année de la maladie, reste à établir ce que seront ces cures.

D'abord, elles n'auront besoin que d'être *discrètes* comme nombre et durée, car elles sont *complémentaires*, rappelons-le bien. Elles n'ont pas mission de constituer un traitement, mais bien de compléter, de renforcer un traitement accompli. A ce titre on ne saurait leur demander plus que d'être *semestrielles*, ou même peut-être *annuelles*, si cela était compatible avec la sécurité des malades.

En revanche, ces cures rares, je les voudrais *énergiques ;* car ce sont nos derniers boulevards contre les plus redoutables assauts de la maladie, contre le tabès et la paralysie générale notamment. Je les voudrais donc, par exemple, constituées de la sorte : une demi-douzaine d'injections d'huile grise, à dix ou douze jours d'intervalle l'une de l'autre. Si de telles injections comportent parfois de réels inconvénients alors que besoin est, comme dans le traitement initial de la maladie, de les multiplier, il n'est plus à compter avec elles quand elles se réduisent à une demi-douzaine pour tout un semestre. A ce degré elles deviennent pratique tolérable.

Au reste, je ne verrais pas grand désavantage à ce qu'elles fussent remplacées, du moins pour quelques-unes, par une autre cure mercurielle de modalité différente, pourvu que cette cure soit énergique, car c'est là spécialement ce que je réclame d'elle.

Pour la classe aisée, par exemple, j'agréerais bien volontiers comme suppléance une cure par frictions mercurielles, faite à quelque eau sulfureuse, où le malade trouverait en plus le triple bénéfice du repos, de l'air vivifiant des montagnes et de la tonicité du traitement sulfureux.

Finalement, combien de temps conviendrait-il de continuer ces cures de renforcement? Ai-je à dire que je l'ignore? Il me faudrait bien une dizaine d'années pour commencer seulement à l'apprendre.

Toutefois, il me paraîtrait prudent de prolonger ces cures jusqu'à la dixième année, prudent surtout pour certains sujets, à savoir pour cette catégorie de sujets *nerveux*, que nous avons qualifiés de « prédestinés au tabès », de « candidats à la paralysie générale ». Mais pour d'autres, mieux doués, je veux croire que ce traitement complémentaire pourrait être allégé d'une façon ou d'une autre, soit, par exemple, en le suspendant après 2, 3 ou 4 ans (nous ne manquerons pas de malades pour nous éclairer sur les résultats de cette pratique); soit plus prudemment, en intercalant entre deux années à cures semestrielles une année à cure unique ou même une année sans cure; soit de toute autre manière qu'il serait vraiment prématuré de nous ingénier à prévoir pour l'instant.

Car tout ceci — je le répète encore une fois — n'est pas un programme; c'est, tout simplement, un ensemble de vues, un plan de campagne, un projet ou, mieux encore, une *ébauche de projet*, basée, d'une part, sur une série d'inductions rationnelles et, d'autre part, sur la petite expérience que j'ai pu acquérir de ces cures complémentaires depuis quelques années. Tout ceci donc reste modifiable, considérablement modifiable suivant des conditions multiples et variées, suivant surtout les enseignements et les résultats de l'observation clinique, notre souveraine maîtresse.

*
* *

Réponse à une critique.

On m'a dit, et trop amicalement d'ailleurs pour que je ne sois pas le premier à remercier les auteurs de cette critique, puisque c'est pour moi occasion de la réfuter :

« Convenez que, dans votre programme de

9

revision du traitement de la syphilis, la première place, la place principale, ce qu'en langage familier on appelle la « pièce de résistance », appartient à vos « cures de renforcement ». A parler net, elles vous servent à traiter la syphilis plus longuement qu'il n'est d'usage, et vous faites fond sur ce *supplément* de dépuration pour diminuer le nombre ou atténuer la gravité des explosions tertiaires ou parasyphilitiques. »

— J'en conviens.

— Mais convenez aussi, maintenant, que si vous obteniez de votre nouveau programme (ce qui est bien possible), non pas un succès complet, mais seulement un succès *relatif*, un demi-succès, vous interviendriez derechef pour introduire dans ce programme un supplément à votre premier supplément.

— J'en conviens encore.

— Et ainsi de suite, alors?

— Peut-être bien, mais cela je l'ignore, naturellement.

— De sorte qu'en dernière analyse vous aboutiriez au traitement chronique, au *traitement à perpétuité*. Il faudrait donc, pour s'en traiter assez d'après vous, se traiter *à vie de la vérole; s'en traiter *éternellement* pour arriver à n'en plus craindre les suites.

— Je ne crois pas que j'aille jusque-là. Mais poursuivons la plaisanterie, dirai-je en terminant, puisque vous l'avez commencée. Si j'allais jusque-là, ce serait en tout cas une nécessité *que je subirais*, mais que je n'aurais pas créée et dont mon traitement ne serait pas coupable. Et, après tout, laissez-moi vous dire ceci : c'est que j'aimerais mieux encore me traiter « *à vie* », toute ma vie, et à ce prix échapper à la paralysie générale que subir la paralysie générale pour échapper à un traitement qui n'a rien de bien terrible. Et vous aussi, sans nul doute. Voyez donc combien vous êtes d'accord avec moi. »

** **

Les traitements « en retard ».
Le traitement spécifique conserve-t-il, à lointaine échéance, sa double action curative et préventive ?

Une dernière question se présente, ou plutôt nous est imposée par les malades.

Il arrive souvent — bien plus souvent surtout depuis qu'une certaine vulgarisation des choses de la syphilis s'est faite dans le public — que des sujets syphilitiques restés longtemps indifférents à leur maladie s'en inquiètent *sur le tard* et viennent sur le tard réclamer du médecin une sauvegarde contre des éventualités qu'ils avaient dédaignées jusqu'alors. C'est ainsi que maintes fois depuis quelques années j'ai reçu dans mon cabinet la visite de clients qui m'abordaient par le discours suivant :

« Docteur, j'ai eu la syphilis quand j'étais jeune, et il y a déjà longtemps de cela (par exemple, suivant les cas, 15, 20, 25 ans). Sans doute je m'en suis traité, mais comme on se traite quand on est jeune, c'est-à-dire légèrement, irrégulièrement, de bric et de broc, et le moins longtemps possible. Cependant, je n'ai pas eu trop à me plaindre de la maladie, puisqu'elle m'a laissé tranquille depuis lors. Mais aujourd'hui je sais ce qui en est ; je sais qu'on n'en a jamais fini avec elle et qu'elle peut revenir au moment où l'on s'y attend le moins ; on dit même qu'elle peut produire des choses affreuses, des gommes, des caries d'os, le ramollissement, l'ataxie, la folie des grandeurs, le gâtisme, etc. Or, aujourd'hui que j'ai charge d'âmes, femme et enfants, je n'ai pas envie que pareilles choses m'arrivent, car vous voyez le tableau et les conséquences. Donc, je viens vous demander, M. le Docteur, s'il y a quelque chose à faire pour me mettre à l'abri de telles éventualités, et je suis bien décidé, dans ce but, à suivre absolument les avis que vous allez me donner. »

D'autres fois et assez souvent ces traitements tardifs ont une autre visée. Des « malheurs » sont arrivés dans une famille, à savoir une fausse couche, plusieurs fausses couches, une mort d'enfant, des morts d'enfants. Le mari s'est alors interrogé et rappelé une ancienne syphilis à laquelle il ne songeait plus. Il a consulté un médecin qui l'a confirmé dans ses soupçons en l'engageant à se traiter, et c'est en ce traitement, quoique tardif — et parfois très tardif — qu'il place l'espoir d'une paternité plus heureuse.

Pour ces raisons et d'autres encore, le recours à des traitements *lointains* (laissez-moi qualifier ainsi ces traitements à terme tardif, à terme parfois très éloigné du début morbide) est souvent sollicité, réclamé de nous par certains malades. Or, que nous

est-il possible d'attendre de tels traitements ? Que nous est-il possible d'en attendre
au double point de vue curatif et préventif ?
La question certes est d'importance et mérite examen. Nos clients mêmes d'ailleurs ne
manquent guère de soulever de leur inspi-
ration propre l'objection de circonstance, en
ajoutant au discours que je viens de reproduire la réflexion que voici : « Croyez-vous,
M. le Docteur, *qu'il soit encore temps.*
Est-ce que je n'arrive pas trop tard ? A
l'époque où j'en suis de la maladie, les remèdes agiront-ils encore sur moi, tout impré-
gné que je sois du poison depuis si longtemps ? » Etc. — Ou bien encore : « ...Croyez-
vous qu'à si long terme le traitement puisse
encore me rendre capable d'avoir des enfants
viables et sains ? ».

Que répondre à cela ? Ce qui est la vérité
et ce que voici.

Besoin est de distinguer ici deux choses :
l'effet curatif actuel et l'effet préventif.

Sur le premier, nul doute. L'effet curatif
des deux grands agents spécifiques, mercure
et iodure, se produit *à tout âge* de la maladie, aussi bien à une période lointaine, très
lointaine, qu'à une époque rapprochée de

son début. De cela j'aurais cent exemples à produire. J'en choisirai trois qui feront votre conviction parce qu'ils sont particulièrement significatifs. Dans ces trois cas des accidents importants se produisirent à termes très avancés de la période tertiaire, à savoir la 31e année pour le premier, la 40e et la 46e pour le second, la 52e et la 55e pour le troisième. Or, que devinrent ces accidents en face du traitement spécifique? Le voici en quelques mots.

PREMIER CAS : Syphilis en 44, constatée et traitée pendant six mois par M. le Dr Ricord (chancre induré, suivi de quelques légers accidents secondaires). — Absence de tout symptôme spécifique jusqu'à l'année 1875. — Je vois le malade en juillet 75, affecté : 1° d'une syphilide tuberculo-crustacée aussi typique que possible, siégeant sur le front et l'un des avant-bras ; — 2° d'une exostose légère du cinquième métacarpien droit, datant seulement de quelques jours ; — 3° d'une petite tumeur gommeuse siégeant sous la peau du même avant-bras et grosse à peu près comme une noisette. — Traitement spécifique (pilules de protoiodure et iodure de potassium). Dix jours après, énorme modification des symptômes : l'exostose notamment n'est plus qu'à peine apparente et la gomme est aplanie. — Au dix-septième jour du traitement, l'éruption est passée à l'état maculeux. — Guérison achevée avec la fin de la 3e semaine.

Second cas : Syphilis à 18 ans, constatée et traitée par M. Ricord. Chancre induré, suivi de quelques accidents secondaires. — Douze ans plus tard, éruption, dont le diagnostic est relevé sur une ordonnance du même grand maître en les termes suivants : « Syphilide squameuse palmaire, et syphilide annulaire de l'avant-bras. » Nouveau traitement. — A cinquante-huit ans, le malade est repris d'une éruption pour laquelle il vient me consulter et qui est un type de syphilide tuberculeuse sèche, siégeant sur les fesses et le cuir chevelu. — Traitement par le sirop de Gibert que le malade me dit « lui avoir toujours très bien réussi, et mieux que tout autre remède ». — Guérison rapide. — Six ans plus tard (donc 40 ans après le début de l'infection), nouvelle syphilide présentant le type de la syphilide tuberculeuse sèche de forme circinée. — Derechef, traitement par sirop de Gibert et disparition complète des accidents en un mois exactement.

Troisième cas : Un jeune homme de 17 ans contracte la syphilis (chancre, suivi à bref délai d'éruptions cutanées et d'érosions buccales à répétitions). Il est traité en conséquence pendant plusieurs mois. Tout s'efface. — En dépit de la brièveté de ce traitement, il n'éprouve plus aucun accident de sa maladie jusqu'à l'âge de 69 ans. — A cette époque, il est affecté d'une « lésion du maxillaire inférieur » qui, examinée par plusieurs médecins, notamment par MM. Ricord, Nélaton et Demarquay, est considérée comme syphilitique et traitée comme telle. Il en guérit. — Finalement, trois ans plus tard (c'est-à-dire à 72 ans, donc *cinquante-cinq ans au delà du chancre*, il vient me consulter pour une grosse tumeur qui s'est produite sur l'une des cuisses, latéralement, depuis quelques mois. Cette tumeur (dont j'ai longuement décrit les caractères dans une relation que j'en ai faite devant la Société des hôpitaux (1), représentait assez exactement comme volume et comme forme générale la moitié d'une belle orange; elle était indolente, exempte de tout phénomène inflammatoire, consistante, mais sans dureté, manifestement adhérente à l'aponévrose crurale, etc. Bref, elle offrait tous les attributs d'une gomme, à cela près de son volume qui dépassait de beaucoup les moyennes habituelles des tumeurs de ce genre. Je l'attaquai donc par l'iodure de potassium aux doses quotidiennes de 3 à 5 grammes. Le résultat ne se fit pas attendre. Car huit jours ne s'étaient pas écoulés que déjà la tumeur avait subi un retrait notable; — trois semaines plus tard, elle était presque entièrement résorbée; — enfin, au bout de six semaines, il n'en restait plus vestige!

Donc, c'est un fait acquis : Bien certainement le traitement spécifique conserve dans les phases avancées de la syphilis, voire les plus avancées, voire à distance d'un demi-siècle et plus du début morbide, l'action *curative* qui lui est dévolue dans un âge plus jeune de la maladie. Inutile d'insister sur ce premier point.

Mais conserve-t-il de même, ce traitement, son action *préventive?* En vérité, pour-

(1) Soc. méd. des hôpitaux de Paris, 1870.

quoi supposer que cette action préventive se
séparerait à long terme de l'action curative à
laquelle elle est si habituellement connexe?
A priori, on ne voit guère de raisons pour
introduire l'hypothèse d'un tel divorce. Et,
empiriquement, on n'a pas accusé, que je
sache, le traitement de défaillances en ce
sens. Tout au contraire, pour avoir eu l'occasion maintes fois de recourir à ces traitements de l'heure tardive, je les ai vus,
comme règle, comme fait usuel, non pas
seulement produire la guérison dans le présent, mais encore assurer l'immunité sub-
séquente. Je ne dirai pas certes que ces
traitements tardifs, ces « traitements de
rattrapage », comme on les qualifie, et non
sans quelque défiance — équivalent comme
effets préventifs aux traitements inaugurés
plus tôt, notamment à une époque jeune de
la maladie; mais, à coup sûr, ils ne sont pas
sans valeur. Ils ne sont pas sans valeur alors
même que, sans précédent de même ordre,
ils inaugurent la défense thérapeutique de
l'organisme; pourquoi donc seraient-ils
frappés d'impuissance quand ils sont complémentaires de médications antérieures? Je
crois en avoir tiré profit très utilement,

quant à leur action préventive, en nombre de cas.

J'ajouterai, relativement à un point particulier qui préoccupe fort certains malades, que ces traitements tardifs ne sont pas moins propres à corriger les influences héréditaires. Je les ai vus maintes fois permettre à des ménages cruellement éprouvés par cette polymortalité infantile parfois si persistante de l'hérédo-syphilis d'avoir enfin des enfants viables et sains.

Enfin, au point de vue pratique il ne sera pas indifférent de noter ici que ces traitements d'une époque tardive sont généralement bien vus des malades et agréés par eux avec faveur parce qu'ils leur semblent logiques, voire qu'ils sont parfois sollicités, réclamés par certains d'entre eux. A preuve ces consultants spéciaux dont je parlais au début de ce chapitre; à preuve aussi la pratique personnelle d'un certain nombre de médecins, qui conseillent à leurs clients, après terminaison de ce qu'on appelle « le traitement inaugural des premières années » de *revenir de temps à autre à la médication spécifique* sous telle ou telle forme. Je connais

même plusieurs de nos confrères qui, affectés autrefois de syphilis, prêchent d'exemple
sur ce point, en ce sens qu'après s'être conve-
nablement traités dans les premières années
de leur maladie, ils se sont ensuite soumis à
une longue série de « cures préventives »,
cures tantôt mercurielles, tantôt et plus souvent iodurées, l'iodure constituant à leurs
yeux (indûment, je crois) le remède par
excellence de la syphilis dans ses étapes
avancées. J'en citerai deux entre beaucoup
d'autres. L'un, que j'ai eu pour élève, a pris
la syphilis il y a vingt-deux ans, et depuis
ce temps il n'a jamais abandonné complètement le traitement mercuriel, bien
qu'indemne de tout accident depuis une
vingtaine d'années. Au début, il a fait
une série de cures mercurielles pendant
quatre à cinq ans, et depuis lors il s'est
astreint chaque année à ce qu'il appelle
« sa cure », composée de ceci : 60 pilules de
Dupuytren prises en un mois, à raison de
deux par jour, puis un mois de traitement
ioduré. — Un autre, médecin éminent (dont je
regrette bien, en raison de sa haute autorité
scientifique, d'être forcé de taire le nom),
me disait textuellement ceci il y a quelques

jours : « Voilà vingt-quatre ans que j'ai eu le malheur de contracter la syphilis. Les premières années, je me suis traité au mercure, puis à l'iodure, comme vous me l'aviez conseillé, et rien ne s'est plus reproduit. Mais, depuis lors je n'ai jamais cessé de me soumettre deux fois chaque année à l'iodure, et je continuerai de la sorte. Car, plus je vieillis dans la pratique, plus la conviction s'affermit en mon esprit, d'après ce que je vois, que la syphilis ne fait jamais que sommeiller dans l'organisme, toute prête à se réveiller à propos d'une provocation suffisante; et, de par expérience, j'estime qu'il est prudent de la tenir toujours en bride *par une série de cures annuelles*. D'ailleurs, l'iodure n'a jamais fait de mal à personne, et la précaution ne peut avoir qu'un tort, c'est d'être superflue. Mais, loin d'être superflue, je la considère, moi, comme nécessaire, indispensable, et je la recommande à tous mes malades, comme je m'y astreins moi-même. »

Ledit collègue est-il dans le vrai? Il se trompe, je crois, quant à sa préférence pour l'iodure; mais que penser de sa doctrine comme fond? Il exagère, c'est encore bien certain. Mais n'y aurait-il pas avantage *à ne jamais oublier complètement la syphilis* et à placer encore quelques cures préventives dans ses étapes avancées, voire les plus avancées? Je n'oserais vraiment pas, pour ma part, et qui donc oserait dire le contraire?

***

Dernière remarque. Un point spécial fait l'intérêt de ces cures tardives et je ne veux pas l'oublier.

Ce n'est pas à titre curatif seulement que ces cures tardives ont leur place marquée dans le traitement des syphilis à manifestations tardives ; c'est aussi bien à titre *préventif.* N'oublions pas en effet ceci, que m'a démontré une longue étude de l'évolution tertiaire, à savoir : qu'*un accident tertiaire est souvent le présage d'un autre accident de même ordre à échéance plus ou moins rapprochée* (1). Et cela est vrai à toute période de l'infection, voire à ses périodes les plus reculées. Ainsi, à ne parler pour

(1) Je ne puis qu'énoncer ici ce point curieux, que j'ai longuement étudié dans mon *Traité de la syphilis* (T. II, p. 30).

l'instant que d'accidents d'étape reculée, par exemple d'accidents postérieurs à la *trentième* année, je trouve dans mes notes, et en nombre, des cas comme les quelques suivants :

Dans la 31ᵉ année d'une syphilis, exostose frontale, exostose tibiale et syphilide tuberculo-ulcéreuse sur une jambe; — puis, l'année suivante, exostose cubitale.

A la 34ᵉ année d'une syphilis, syphilide tuberculeuse criblant le front et le cuir chevelu; — puis, de même, à la 39ᵉ, syphilide tuberculeuse du cuir chevelu et des joues.

A la 35ᵉ année d'une syphilis, syphilide tuberculo-ulcéreuse des cuisses; — puis, à la 38ᵉ, syphilide gommeuse du prépuce, suivie d'ulcération.

De même : à la 36ᵉ année, syphilide tuberculeuse sèche, en larges îlots disséminés; — guérison; — puis, à la 38ᵉ année, syphilide de même ordre, disséminée sur les membres inférieurs, le dos et les avant-bras; en plus, glossite tertiaire.

De même encore : à la 40ᵉ année, syphilide tuberculeuse sèche, siégeant sur les fesses et le cuir chevelu; guérison. — Puis, à la 46ᵉ année, nouvelle syphilide de même ordre, mais de forme circinée.

Enfin, dans un cas déjà relaté précédemment, à la 52ᵉ année d'une syphilis bien avérée, lésion osseuse du maxillaire inférieur, diagnostiquée syphilitique par un trio irrécusable, composé de MM. Ricord, Nélaton et Demarquay; — puis, à la 55ᵉ année, grosse gomme de la cuisse, traitée par moi et guérie avec une rapidité tout à fait significative.

S'il en est ainsi, c'est assez dire qu'à toute période de l'infection et même dans ses phases les plus avancées, voire (comme dans le dernier cas cité) au delà d'un demi-siècle, l'invasion d'un accident tertiaire implique l'indication d'une intervention préventive en vue de conjurer l'imminence tertiaire dont cet accident peut être et n'est en réalité que trop fréquemment le présage.

Finalement, est-il besoin d'ajouter que ces traitements tardifs resteraient notre dernière et suprême ressource au cas d'impuissance démontrée des méthodes préventives anciennes ou nouvelles ? Oui, s'il devenait évident que nous n'avons rien, au moins rien de certain, comme sauvegarde d'avenir, à attendre de ces méthodes préventives, force nous serait bien de chercher ailleurs le salut, et je ne vois pas quel plus sûr recours nous pourrions avoir qu'un système de cures tardives échelonnées sur le long parcours de la période tertiaire. Mais je n'insiste pas sur une éventualité de ce genre que nous n'avons pas, je l'espère, à envisager.

*
* *

Résumé.

Résumant cette seconde partie du présent opuscule, je dirai :

Il n'est pas contestable que nos traitements actuels restent parfois insuffisants et laissent se produire, surtout à lointaines échéances, des manifestations graves de syphilis et, plus souvent encore, de para-syphilis.

Il y a donc obligation à chercher pour nos malades des garanties de prévention plus efficaces. Or, ces garanties, où les trouver ?

Dans l'hygiène et la thérapeutique.

I. — Dans l'HYGIÈNE. — Deux exemples.

1° Le *Cancer lingual* est irrécusablement, pour la très grande majorité des cas, un dérivé de la syphilis. Or, presque invariablement (107 fois sur 110), il ne se produit que par adjonction à sa cause première, la syphilis, d'une cause seconde, le tabagisme chronique. — De sorte que très légitimement on est autorisé à dire ceci : La suppression du tabac dans la syphilis aboutirait à la quasi-suppression du cancer lingual.

2° La statistique nous apprend que les

dangers les plus fréquents de la syphilis et ses pires méfaits résident dans le système nerveux, et cela sous forme, par ordre de fréquence, d'encéphalopathies spécifiques, de tabès et de paralysie générale. — D'autre part, nous savons de par la clinique que tout le monde n'est pas égal, tant s'en faut, devant la syphilis nerveuse, que bien au contraire certains sujets y sont particulièrement prédisposés, voire quasi-prédestinés. — Eh bien, notre traitement actuel ne tient certes pas un compte suffisant de ces indications. Car, très vraisemblablement il y aurait d'heureux effets à attendre ; 1° d'une *hygiène antinerveuse* ayant pour visée de soustraire les malades (et spécialement les « prédisposés » dont je parlais à l'instant) à toutes les causes d'excitation morbide du système nerveux, à toutes les stimulations susceptibles d'appeler sur ce système les décharges de la diathèse ; — 2° d'une *thérapeutique antinerveuse*, où l'hydrothérapie serait certes appelée à tenir un premier rôle. Agent tonique, reconstituant, modificateur de tout l'être, et spécialement régulateur des fonctions nerveuses, l'hydrothérapie a d'excellentes raisons pour être associée au mercure dans le traitement de la syphilis ; peut-être même conviendrait-il de la prescrire systématiquement à tous les sujets syphilitiques.

II. — En second lieu, des garanties de préservation plus efficace peuvent être espérées d'une *thérapeutique* mieux inspirée.

Puisque les statistiques s'accordent à démontrer que les accidents de la syphilis et, en particulier, ses pires accidents sont constamment en rapport inverse de fréquence avec l'importance et la durée du traitement spécifique, il est rationnel d'inférer de là que cette fréquence, déjà si fortement atténuée par les progrès de la thérapeutique contemporaine, s'abaisserait encore devant un traitement ou plus actif ou plus long ou mieux distribué. Que faire donc en ce sens ?

Nous avons un tort, me semble-t-il. C'est de vouloir condenser, masser tout le traitement de la syphilis dans ses toutes premières années. En dépit de la longévité extrême dont nous la savons susceptible, nous entendons la guérir par un traitement *en bloc* qui ne dépasse pas la troisième ou la quatrième année, et nous entendons que

10, 20, 30 ans au delà, elle soit encore sous l'action du mercure que nous aurons administré 10, 20, 30 ans auparavant! Mauvaise stratégie. Prétention d'autant plus singulière que, d'autre part, nous tenons tous le mercure pour un préventif à portée limitée et simplement *provisoire*, pour un préventif ne conférant, à l'instar du vaccin, qu'une immunité temporaire. D'où, comme conséquence logique, nécessité pour entretenir cette immunité, de *vaccinations mercurielles répétées à échéances plus ou moins distantes*.

A cette pratique défectueuse il conviendrait donc, je crois, de substituer la suivante :

1° Pour les trois premières années de la maladie, appliquer dans toute sa rigueur le traitement chronique intermittent, tel que je l'ai formulé dans ce qui précède. Et cela pour la raison suivante : c'est que le tertiarisme prend déjà dès la seconde année un fort élan ascensionnel de fréquence, et qu'il atteint son apogée (son apogée, qu'on remarque bien le mot) dans la troisième année. L'indication formelle est donc de *tenir les malades à cette période sous une forte influence mercurielle*.

2° Au delà de cette troisième ou quatrième

année, la fréquence du tertiarisme dimi-
nuant rapidement, accorder un certain répit
aux malades dans la double intention de ne
pas les fatiguer par une mercurialisation
assidue trop prolongée, et de ne pas produire une accoutumance au mercure susceptible d'émousser les vertus du remède.

3° Puis, dès la cinquième ou sixième
année, se mettre en garde par une intervention nouvelle et énergique contre les deux
grands fléaux de la parasyphilis, qu'il faut
prévenir — (je dis *prévenir*) — à tout prix,
puisque nous ne savons pas les guérir, et qui
s'appellent paralysie générale et tabès. C'est
de la cinquième à la dixième année que l'un
et l'autre atteignent leur fastigium de fréquence. Il y a donc là une *passe essentiellement périlleuse* pour les malades. Conséquemment, c'est à ce terme qu'il faut établir
nos défenses. Et que peuvent être ces
défenses, sinon des interventions itératives
du sauveur habituel, le mercure?

Ces cures nouvelles de mercure, ces
« cures de renforcement », comme je les ai
appelées, quelles devraient-elles être pour
répondre à ce que nous leur demandons? Je
ne saurais le préciser encore. Je ne prétends

pour l'instant qu'en poser le principe, en établir la nécessité. Quant au reste, c'est affaire d'empirisme clinique. Qu'on me laisse dire toutefois que ces cures de renforcement, je les voudrais à la fois *discrètes* et *énergiques* : discrètes, puisqu'elles ne sont que complémentaires, puisqu'elles ne constituent qu'une addition à un traitement principal accompli; — énergiques, puisqu'elles ont pour mission de résister aux deux plus redoutables assauts de la maladie.

Pour répondre à cette double intention, je les ai instituées dans ma pratique 1° *semestrielles*, et 2° composées chacune d'une *demi-douzaine d'injections d'huile grise*.

Enfin, il me paraîtrait prudent de prolonger ces cures de renforcement jusqu'à la dixième année.

Mais tout cela, je le répète, ne saurait encore être précisé; tout cela reste soumis à des conditions multiples et variées.

Encore une fois je ne suis pas en mesure d'apporter dès aujourd'hui un programme de traitement complet et défini en tous ses points. Ce qui précède n'est qu'un projet, une ébauche, un plan de campagne, essentiellement modifiable suivant les résultats de l'observation clinique. Et je me borne pour l'instant à affirmer en principe ces deux points, à savoir : la nécessité d'un renforcement de notre thérapeutique préventive, et l'opportunité de cette intervention préventive dans l'étape morbide où se fait le plus habituellement l'entrée en scène des pires méfaits de la maladie.

Finalement, des circonstances particulières retardent parfois l'intervention thérapeutique à des périodes avancées de la maladie. Or, même à ces échéances lointaines de l'invasion morbide, le traitement spécifique conserve encore sa double action bienfaisante, curative et préventive à la fois.

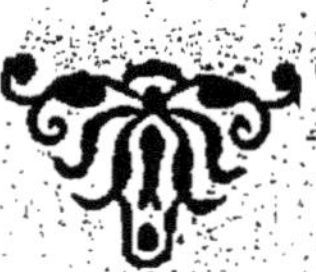

TABLE DES MATIÈRES

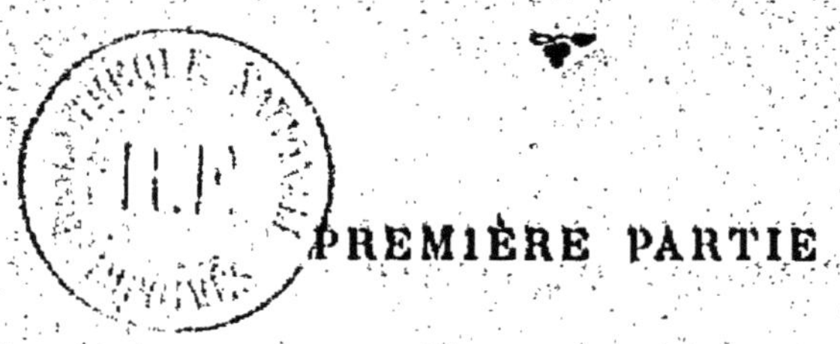

PREMIÈRE PARTIE

IMPR. PAUL SCHMIDT, PARIS-MONTROUGE (SEINE).

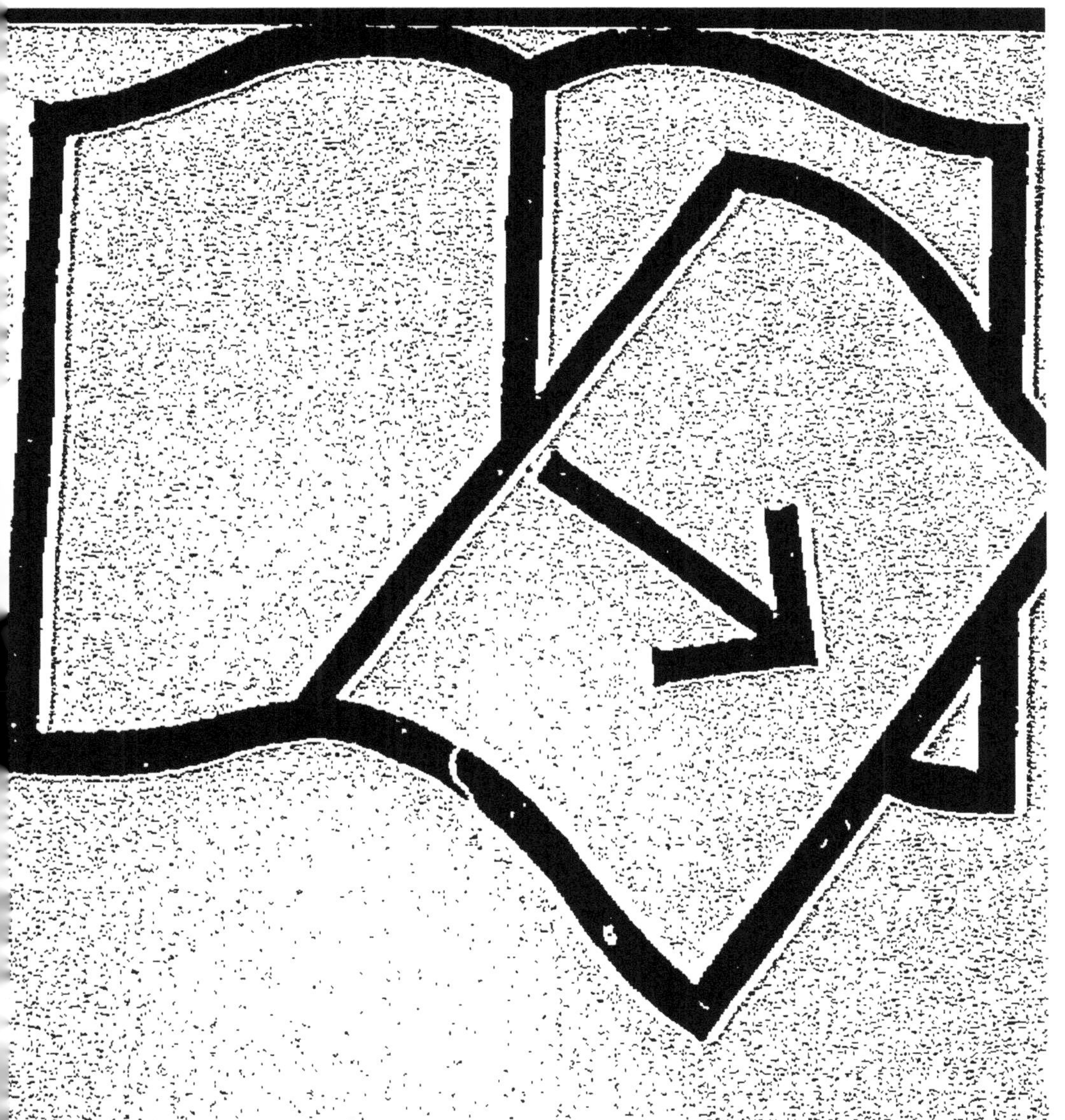

Documents manquants (pages, cahiers...)
NF Z 43-120-13